ALTERNATIVAS AL

CÁNCER DE MAMA

© Adolfo Pérez Agustí (2017)

ISBN: 9788496319011

Edita: Ediciones Masters

edicionesmasters@gmail.com

www.edicionesmasters.com

ÍNDICE

ALTERNATIVAS AL
CÁNCER DE MAMA

Con una proliferación que nos causa asombro en una época de tantos avances en el diagnóstico precoz y la vida saludable, el cáncer de mama es ahora la patología que más asusta a la mujer, hasta el punto de convertirse en una obsesión ante cualquier cambio en la fisionomía o apariencia del pecho.

Las llamadas a los chequeos continuados, incluso en edades demasiado tempranas, y con más intensidad los dirigidos a mujeres que acaban de entrar en la cincuentena, han calado en la población femenina, obligándola a tener presente en sus vidas una enfermedad que habitualmente es evitable de manera sencilla. Tal preocupación continuada, termina generando la misma enfermedad que las asusta. El desequilibrio cuántico emocional desestabiliza la cooperación entre las células del sistema defensivo, más preocupado del desorden caótico de los pensamientos obsesivos, que de luchar contra el nuevo invasor. Como si se tratara de una hipocondría inducida por los mismos organismos sanitarios que deberían luchar contra las enfermedades, la reiteración de la palabra "cáncer" termina por formar parte de la memoria. El miedo, crea la causa.

Así que, amiga lectora, aunque en este libro hablemos reiteradamente de cáncer y metástasis, la idea es familiarizarnos con la terminología y la enfermedad, pues el miedo nace de la ignorancia y se elimina con el conocimiento. Además, en el último capítulo ofrecemos tantas alternativas naturales para la prevención y el tratamiento del cáncer de mama que debe ser suficiente para calmar las angustias.

CAPÍTULO 1

ANATOMÍA DEL PECHO FEMENINO

Pechos

Los pechos están hechos de tejido conjuntivo, tejido glandular y tejido graso. El tejido conectivo y el tejido glandular son densos y blancos en una mamografía, mientras que el tejido adiposo no es denso, pero aparece negro en una mamografía. Los senos densos son difíciles de interpretar en las mamografías.

Dentro del seno de una mujer hay 15 a 20 secciones llamadas **lóbulos**, cada uno formado de muchas secciones más pequeñas llamadas **lobulillos**. Los lóbulos tienen grupos de pequeñas glándulas que pueden producir leche. Después del nacimiento del bebé, la leche materna de una mujer sale de los lóbulos a través de unos tubos delgados llamados **conductos** hacia el pezón. La grasa y el tejido fibroso del tejido llena los espacios entre los lobulillos y los conductos.

El **pezón** es la pequeña área elevada en la punta de la mama y a través de ellos fluye la leche.

La **areola** es la zona más oscura de la piel de color alrededor del pezón.

Sistema linfático

El sistema linfático es una parte del sistema de defensas del cuerpo, compuesto de vasos linfáticos y ganglios linfáticos.

Cada seno tiene también **vasos linfáticos,** unos tubos delgados que transportan la **linfa** (líquido linfático) y las células blancas

7

de la sangre a través del sistema linfático. Estos vasos están conectados a unas pequeñas masas redondeadas de tejido llamadas **ganglios linfáticos**, los cuales se encuentran cerca del pecho, debajo del brazo, por encima de la clavícula, en el pecho, y en otras partes del cuerpo. Su misión es filtrar sustancias en la linfa para ayudar a combatir la infección y la enfermedad.

Los ganglios linfáticos poseen pequeñas acumulaciones de células inmunes que actúan como filtros para el sistema linfático, almacenando **linfocitos** y microorganismos hostiles que serán posteriormente neutralizados y eliminados. Denominados como **ganglios axilares** cuando están en la axila, se consideran importantes para determinar la etapa del cáncer de seno y la probabilidad de que se haya extendido a otras partes del cuerpo. Mediante cirugía, se pueden sacar algunos ganglios axilares para ver si tienen células cancerosas.

Los **ganglios axilares** forman una cadena desde la axila hasta la clavícula. Los ganglios del nivel 1 están localizados en la axila y reciben la mayoría del flujo linfático del seno. Los ganglios del nivel 2 están más arriba y reciben el flujo de los ganglios del nivel 1 y algo del flujo del seno y de la pared torácica. Los ganglios del nivel 3 están abajo de la clavícula y reciben el flujo de los ganglios de los niveles 1 y 2, y de la parte superior del seno y la pared torácica. Los ganglios supraclaviculares están localizados encima de la clavícula. Cuando el cáncer de seno se extiende, usualmente lo hace a los ganglios primero, al nivel 1.

La **linfa** es un líquido acuoso transparente y amarillento, que se encuentra en todo el cuerpo, circulando a través de los tejidos y recogiendo las grasas, bacterias y otros materiales no deseados, finalizando con el filtrado de estas sustancias a través del sistema linfático. A veces es posible ver nuestro propio sistema linfático, por ejemplo cuando nos cortamos y en lugar de sangre se expulsa un líquido. La linfa circula libremente a través de las células del cuerpo, bañada en los nutrientes necesarios y oxígeno, mientras que recopila materiales peligrosos para su eliminación. Se podría asemejar a alguien que recoge la basura y deja nuevos alimentos. La linfa puede no ser tan llamativa como la sangre, pero se relaciona con un sistema igualmente complejo y es imprescindible para la salud.

La linfa también explica por qué hay medicamentos que funcionan bien en inyección intramuscular o subcutánea. Cuando se inyecta una sustancia en el tejido muscular, la sustancia es captada por la linfa y luego lentamente se filtra al torrente sanguíneo. Esto permite cierta seguridad en cuanto a los efectos adversos, pero retrasa la acción y con frecuencia la eficacia.

También puede percibirse la presencia de la linfa cuando se usan prendas apretadas que impiden la circulación sanguínea superficial. En estos casos y puesto que los vasos linfáticos están casi a flor de piel, los líquidos se acumulan, causando edema, que puede ser doloroso y peligroso. Los líquidos no pueden ser eliminados y el sistema defensivo y depurativo se viene abajo.

Este líquido claro contiene linfocitos, junto con una pequeña concentración de células rojas de la sangre y proteínas. Los **linfocitos** son en realidad un tipo de leucocitos (glóbulos blancos) y son de importancia fundamental en el sistema inmune al tratarse de células que determinan la especificidad de la respuesta inmune a microorganismos infecciosos y otras sustancias extrañas. En los seres humanos los linfocitos constituyen del 25 al 33 por ciento del número total de leucocitos. Se encuentran habitualmente en la circulación sanguínea, linfa, órganos centrales y tejidos linfoides, tales como el bazo, amígdalas, y ganglios linfáticos, donde se desarrolla la respuesta inmune inicial.

Los dos tipos principales de linfocitos son los linfocitos o células B y T. Ambos se originan a partir de células madre en la médula ósea y son inicialmente similares en apariencia. Algunos linfocitos migran a la glándula **timo**, donde maduran en células T, mientras que otros permanecen en la médula ósea, donde los seres humanos desarrollan las células B. En el timo, las células T se multiplican y se diferencian en reglamentarias, o células T citotóxicas o se convierten en células T de memoria. Luego se diseminan por los tejidos periféricos o circulan en la sangre y el sistema linfático. Las células T reguladoras actúan para controlar las reacciones inmunológicas, de ahí su nombre. Las células T citotóxicas, que son activadas por diversas citoquinas, se unen y destruyen las células infectadas y las cancerosas. Dado que las células blancas de la sangre son más pequeñas que los glóbulos rojos, pueden pasar fácilmente a través de las membranas que los glóbulos rojos no pueden penetrar.

Una vez estimuladas por el antígeno apropiado, las células T colaboradoras segregan las **citoquinas**, mensajeros químicos, que estimulan la diferenciación de células B en células plasmáticas, promoviendo así la producción de anticuerpos.

La mayoría de los linfocitos son de corta duración, con una vida media de una semana hasta varios meses, pero algunos viven varios años, ofreciendo una eficacia de larga duración, tal y como ocurre con las células T y B. Estas células representan la memoria inmunológica, una forma rápida y enérgica respuesta a un segundo encuentro con el mismo antígeno.

A través de las moléculas receptoras en sus superficies, los linfocitos son capaces de unirse a los antígenos (sustancias extrañas o microorganismos que el huésped reconoce como "no propio") y ayuda a eliminarlos del cuerpo. Cada linfocito tiene receptores que se unen a un antígeno específico. La capacidad para responder a prácticamente cualquier antígeno proviene de la enorme variedad de poblaciones de linfocitos que contiene el cuerpo, cada uno de ellos con un receptor capaz de reconocer un antígeno único.

Una vez estimulado por la unión a un antígeno extraño, como puede ser una bacteria o virus, el linfocito se multiplica en un clon de células idénticas. Algunas de las células B se diferencian de las clonadas y producen células plasmáticas, que producen anticuerpos. Estos anticuerpos están estrechamente relacionados con los receptores de los precursores de células B, y, una vez liberados en la sangre y la linfa, se unen al antígeno diana e inician su neutralización o destrucción. La producción de anticuerpos se prolonga durante varios días o meses, hasta que el antígeno ha sido superado. Otras células B, las de memoria, son estimuladas a multiplicarse, pero no se diferencian en células plasmáticas, que proporcionan el sistema inmunológico con una larga memoria.

El sistema linfático a veces puede ser utilizado como una herramienta de diagnóstico para ayudar a comprender la enfermedad. Los ganglios linfáticos se pueden someter a biopsia, por ejemplo, para reunir pruebas acerca de los agentes bacterianos y toxinas en el cuerpo del paciente. Algunas terapias manuales están diseñadas para promover la circulación sana de la linfa y estimular el drenaje en los tejidos sanos. El masaje linfático requiere una formación especial, pues una manipulación errónea en cuanto a la dirección o excesiva, puede causar linfedema, una acumulación de líquido en una extremidad que puede llegar a ser peligrosa y extremadamente dolorosa.

CAPÍTULO 2

FACTORES DE RIESGO

Células cancerosas

El cáncer comienza en las células, los organismos que forman los tejidos que configuran los senos y otras partes del cuerpo.

Las células normales crecen y se dividen para formar nuevas células a medida que el cuerpo las necesita. Cuando las células normales envejecen o se dañan, se mueren, y células nuevas las reemplazan, pero a veces, este proceso es incorrecto y nuevas células se forman cuando el cuerpo no las necesita y las células viejas o dañadas no mueren cuando deberían morir, impidiendo la renovación. La acumulación de células que no son correctas forman una masa de tejido llamada bulto, crecimiento o tumor. Los tumores pueden ser benignos (no cancerosos) o malignos (cancerosos).También se llama neoplasia.

Los tumores benignos:

Rara vez son una amenaza para la vida.

Pueden ser eliminados y por lo general no vuelven a crecer.

No invaden los tejidos a su alrededor.

No se diseminan a otras partes del cuerpo.

Tumores malignos:

Pueden ser una amenaza para la vida.

A menudo se pueden quitar, pero a veces vuelven a crecer.

Pueden invadir y dañar los órganos y tejidos (por ejemplo, la pared torácica).

Pueden extenderse a otras partes del cuerpo.

Las células del cáncer de mama pueden diseminarse al desprenderse del tumor original, entrando en los vasos sanguíneos o los vasos linfáticos, los cuales se ramifican en todos los tejidos del cuerpo. Las células cancerosas se pueden encontrar en los ganglios linfáticos cerca del seno y adherirse a otros tejidos, creciendo para formar nuevos tumores que pueden dañar esos tejidos.

La diseminación del cáncer se llama metástasis (la propagación del cáncer de una parte del cuerpo a otra). Un tumor formado por células que se han diseminado se llama "tumor metastásico", el cual contiene células que son como las originales (primarias) del tumor.

Cuando detectan un cáncer de mama, es natural preguntarse qué pudo haber causado la enfermedad. Pero nadie sabe las causas exactas y posiblemente se deba a una acumulación de anomalías, una alteración del equilibrio cuántico o un shock emocional. Los médicos rara vez pueden explicar por qué una mujer desarrolla cáncer de seno y otra no.

Se sabe que los golpes, moretones, o tocar el pecho no causa cáncer y que tampoco es contagioso.

También se sabe que las mujeres con ciertos factores de riesgo son más propensas que otras a desarrollar cáncer de mama. Un factor de riesgo es algo que puede aumentar la posibilidad de contraer una enfermedad.

Algunos factores de riesgo (tales como el alcohol) pueden ser evitados, al igual que el exceso de grasas saturadas. Pero la mayoría de los factores de riesgo (como tener antecedentes familiares de cáncer de mama) no se pueden evitar.

Los estudios han encontrado los siguientes factores de riesgo para el cáncer de mama:

Edad:

La probabilidad de contraer cáncer de mama aumenta a medida que se envejece. La mayoría de las mujeres que lo padecen tenían más de 60 años de edad en el momento del diagnóstico.

Historia de salud personal:

El cáncer de mama en un seno aumenta el riesgo de contraer cáncer en la otra mama. Además, el tener ciertos tipos de células anormales en el seno (hiperplasia atípica) o células anormales en los lóbulos de la mama, aumenta el riesgo. El *carcinoma lobular* in situ se convierte en un cáncer invasivo, sin embargo, tenerlo en una mama aumenta el riesgo de desarrollar cáncer de mama en cualquiera de los senos. En algunos casos, el *carcinoma ductal* in situ puede convertirse en cáncer invasor y diseminarse a otros tejidos, aunque no se sabe en este momento cómo predecir qué lesiones se volverán invasoras. Este cáncer se puede propagar a otras partes del cuerpo a través de la sangre y sistema linfático. La enfermedad puede diagnosticarse mediante la biopsia, cuya muestra será analizada por un patólogo.

Historial de salud familiar:

El riesgo de cáncer de mama es mayor si la madre, el padre, hermana o hija ha tenido cáncer. El riesgo es aún mayor si un miembro de la familia ha tenido cáncer de mama antes de los 50 años. Tener otros familiares (ya sea en la familia de la madre o del padre) con cáncer de mama o cáncer de ovarios también puede aumentar el riesgo.

Cambios en el genoma:

El genoma es el material genético completo de un organismo. Los cambios en ciertos genes (la unidad funcional y física de la herencia que pasa de padres a hijos, la mayoría de los cuales contienen información para hacer proteínas específicas), como el BRCA1 o BRCA2, incrementan notablemente el riesgo de cáncer de mama. Las pruebas a veces pueden mostrar la presencia de estos cambios raros, de genes específicos en las familias con muchas mujeres que han tenido cáncer de mama.

Cromosomas:

Los investigadores han encontrado regiones específicas de ciertos cromosomas (parte de una célula que contiene la información genética), que están vinculados con el riesgo de cáncer de mama. Si una mujer tiene un cambio genético en una o más de estas regiones, el riesgo de cáncer de mama puede ser ligeramente mayor. El riesgo aumenta con el número de cambios genéticos que se encuentran.

Radioterapia:

La radioterapia es el uso de radiación de alta energía, rayos X, rayos gamma, neutrones, protones y otras fuentes para destruir las células cancerosas y reducir tumores. La radiación puede provenir de una máquina fuera del cuerpo (radioterapia de haz

16

externo de radiación), o puede venir de material radiactivo colocado en el cuerpo cerca de las células cancerosas (radioterapia interna). La radioterapia sistémica usa una sustancia radiactiva, como un anticuerpo monoclonal radiomarcado, que circula en la sangre hacia los tejidos del cuerpo. También se llama irradiación y radioterapia. Las mujeres que recibieron radioterapia en el tórax (incluyendo los senos) antes de los 30 años tienen un mayor riesgo de cáncer de mama. Esto incluye a las mujeres tratadas con radiación para el linfoma de Hodgkin (cáncer del sistema inmunitario que se caracteriza por la presencia de un tipo de célula llamada célula de Reed-Sternberg).

Los síntomas incluyen el agrandamiento indoloro de los ganglios linfáticos, el bazo u otro tejido inmunitario. Otros síntomas incluyen fiebre, pérdida de peso, fatiga, o sudores nocturnos. Los estudios demuestran que cuanto más joven era la mujer cuando recibió tratamiento de radiación, mayor es el riesgo de cáncer de mama posteriormente en la vida.

Historia reproductiva y menstrual:

Cuanto mayor sea una mujer cuando tiene su primer hijo, mayor será su probabilidad de cáncer de mama.

Las mujeres que nunca tuvieron hijos tienen un riesgo mayor de cáncer de mama.

Las mujeres que tuvieron su primer período menstrual antes de los 12 años tienen un riesgo mayor de cáncer de mama.

Las mujeres que pasaron la menopausia después de los 55 años tienen un riesgo mayor de cáncer de mama.

Las mujeres que toman terapia hormonal para la menopausia (estrógenos, progesterona o ambas), también llamada de reemplazo hormonal, desde hace muchos años, tienen un mayor riesgo de cáncer de mama.

Raza:

En occidente, el cáncer de mama se diagnostica con más frecuencia en mujeres de raza blanca que en afroamericanas, negras, latinas, asiáticas, isleñas del Pacífico, o mujeres indígenas.

Densidad del seno:

Los senos aparecen en una mamografía como áreas de tejido denso y graso (no denso). Las mujeres cuyas mamografías muestran una mayor área de tejido denso que las mamografías de las mujeres de la misma edad, están en mayor riesgo de cáncer de mama.

Medicamentos como el DES (dietilestilbestrol, una forma sintética de estrógenos que se prescribió a mujeres embarazadas entre 1940 y 1971 porque se pensaba que prevenía de abortos involuntarios).

El DES pueden aumentar el riesgo de cáncer de útero, ovarios o de mama en las mujeres que lo tomaron. También se ha relacionado con un mayor riesgo de carcinoma de células claras de la vagina o del cuello uterino en las hijas expuestas al DES antes de nacer.

Las mujeres que tomaron DES durante el embarazo pueden tener un riesgo ligeramente mayor de cáncer de mama. Los posibles efectos en sus hijas se encuentran en estudio.

Sobrepeso:

Tener sobrepeso u obesidad después de la menopausia aumenta la posibilidad de contraer cáncer de mama.

Falta de actividad física:

Las mujeres que son inactivas físicamente a lo largo de la vida pueden tener un mayor riesgo de cáncer de mama. Paradójicamente, el exceso de ejercicio puede crear estrés oxidativo y generar radicales libres y células malignas.

Consumo de alcohol:

Los estudios sugieren que cuanto más alcohol bebe una mujer, mayor es el riesgo de cáncer de mama.

Metales tóxicos y plaguicidas:

La investigación reciente asegura que ciertos metales, sobre todo el cadmio, el níquel y el aluminio, son otra causa del cáncer de mama. El cadmio, un metal pesado, un contaminante ambiental que entra al cuerpo por el consumo de agua o alimentos contaminados, o por inhalación del humo del cigarrillo, contribuye al desarrollo de cáncer de mama.

Los plaguicidas son una causa probable de la supresión del sistema inmune en millones de personas en todo el mundo y el 25% de los productos químicos vertidos en el medio ambiente son neurotoxinas vinculadas a una mayor incidencia de enfermedades cerebrales.

No obstante, lo anterior, tener un factor de riesgo no significa que una mujer vaya a tener cáncer de mama. La mayoría de las mujeres que tienen factores de riesgo nunca lo desarrollan.

Muchos otros factores de riesgo posibles han sido estudiados. Por ejemplo, los investigadores están estudiando si las mujeres que tienen una dieta alta en grasa o que están expuestos a ciertas sustancias en el medio ambiente, tienen un mayor riesgo de cáncer de mama.

CAPÍTULO 3

SINTOMATOLOGÍA Y DIAGNÓSTICO

Síntomas del cáncer de mama

La detección de un síntoma del cáncer de mama en las primeras etapas, ofrece las mayores posibilidades de recuperación, aunque con frecuencia al principio no presenta síntomas. Hay que tener en cuenta estos signos:

Bultos

Un **bulto** en el pecho o la axila que persiste después de su ciclo menstrual. A menudo los bultos en las mamas son indoloros, aunque algunos pueden causar una sensación de vértigo. A pesar de que los bultos son generalmente sin dolor, la sensibilidad en la mama puede ser un signo de una afección más grave.

Cambios en los pechos

Un día, casi de forma súbita, es posible que note cambios en el pecho, quizá un bulto, turgencia o secreciones, pero son muy frecuentes y normalmente no suponen ninguna enfermedad latente. La mayoría de los cambios en los senos no son cáncer, pero es necesario que se confirme con las pruebas médicas.

Muchos de los cambios serán mensuales o consecuencia del paso de los años. El pezón y la areola suelen cambiar y hasta es posible que note un bulto o firmeza en su seno o debajo del brazo. O tal vez el tamaño o la forma de la mama ha cambiado. El pezón puede estar apuntando o mirando hacia el interior

21

(invertido) o estar sensible. La piel en la mama, la areola o el pezón puede ser en ese momento escamosos, enrojecidos o hincharse. Es posible que tenga secreción del pezón, que es un anormal fluido que sale sin causa aparente.

Además de una mamografía, el médico analizará cambios en los senos que no son cáncer (benignos), así como los cambios que son anormales, o que pueden ser señales de cáncer.

Hay que consultar al médico si se percibe que la mama se ve o se siente diferente. Ningún cambio es demasiado pequeño como para preguntar. De hecho, la mejor hora para llamar es la primera vez que se nota un cambio en los senos.

Modificaciones de las mamas que aconsejan visita médica:

Una protuberancia (masa) o una sensación de tensión.

Un bulto en o cerca del seno o debajo del brazo.

Tejido grueso cerca del seno o debajo del brazo.

Un cambio en el tamaño o la forma de la mama.

Los tumores vienen en diferentes formas y tamaños, pero la mayoría de los bultos no son cancerosos. Si se nota un bulto en un seno, hay que revisar el otro seno. Si ambos senos se sienten igual, puede ser normal. No obstante, el tejido mamario normal a veces puede percibirse abultado.

Algunas mujeres hacen regularmente un autoexamen del pecho, lo que contribuye a valorar cuándo está normal y hace más fácil darse cuenta y detectar cualquier cambio; pero no hay que obsesionarse ni hacer valoraciones negativas.

Un notable aplanamiento o sangrado en el pecho, puede indicar un tumor que no es perceptible o visible. Cualquier cambio en el tamaño, el contorno, la textura o la temperatura de la mama deben ser tenidos en cuenta. También si hay cambios notorios en uno solo de los senos.

Cambios en el pezón

Un cambio en el pezón, como una inversión o con hoyuelos, picazón o sensación de ardor o ulceración, así como la secreción inusual de los pezones (que no sea leche materna) que pueden ser de color claro, con sangre, o de otra clase hay que tenerlo en cuenta. No obstante, por lo general es causado por condiciones benignas, pero podría ser debido a un cáncer en algunos casos.

Es importante detectar un pezón que apunta hacia dentro (invertido) en el seno. La secreción del pezón puede ser de diferentes colores o texturas y no necesariamente es signo de cáncer. Puede ser causada por las pastillas anticonceptivas, algunos medicamentos e infecciones.

Cambios en la piel

Los cambios más comunes son:

Piel escamosa, roja o hinchada en el pecho, el pezón o la areola. La piel puede tener rebordes u hoyuelos de forma que se parece a la piel de una naranja. Con mucha frecuencia, estos síntomas no son debidos al cáncer.

Síntomas en los ganglios linfáticos

La inflamación de los ganglios linfáticos es una señal de que algo anda mal en alguna parte del cuerpo y se puede percibir:

Tensión y dolor en los ganglios linfáticos.

Inflamación de los ganglios linfáticos que pueden ser del tamaño de un guisante o incluso más grandes.

Secreción nasal, dolor de garganta, fiebre y otros indicios de una infección respiratoria superior.

Puede indicar una infección, como el VIH o mononucleosis, o un trastorno inmunológico, como lupus o artritis reumatoide.

Hinchazón de las extremidades, lo que posiblemente indica el bloqueo del sistema linfático causado por la inflamación en un ganglio linfático interno.

Los nodos fijos, de rápido crecimiento, indica un posible tumor.

Fiebre.

Sudores nocturnos.

Algunos ganglios linfáticos inflamados vuelven a la normalidad cuando la enfermedad subyacente, como una infección leve, se resuelve. Sin embargo, hay que consultar al médico si:

Han aparecido por ninguna razón aparente.

Continúan presentes o aumentan más de dos semanas.

Se perciben duros o gomosos, o no se mueven cuando se pulsa sobre ellos.

Se acompañan de fiebre persistente, sudores nocturnos o pérdida de peso inexplicable.

Están acompañados por un dolor de garganta o por la dificultad para tragar o respirar.

Hay tres factores que determinan la etapa del cáncer de seno. Uno de los factores utilizados para determinar la etapa del cáncer de seno es saber si los ganglios linfáticos axilares contienen cáncer. Los otros dos factores están relacionados con el tamaño del tumor y si el cáncer se ha extendido o no a otras partes del cuerpo.

Hay cinco posibilidades:

Los ganglios no pueden evaluarse.

No tienen cáncer.

Tienen cáncer pero no está unido el uno al otro ni a la pared torácica.

Tienen cáncer y está unido el uno al otro o a la pared torácica.

Los ganglios mamarios internos o los ganglios supraclaviculares o infraclaviculares (localizados encima o debajo de la clavícula) tienen cáncer.

Linfedema

El linfedema es una acumulación del líquido linfático, lo cual causa hinchazón del brazo y la mano y ocasionalmente del pecho, el seno o la espalda. La extracción quirúrgica de los ganglios linfáticos en el área de la axila y/o la radioterapia en el área afectada, puede interferir con el drenaje linfático normal.

Cuando el sistema linfático queda dañado en un proceso quirúrgico, se acumula líquido en el tejido del área afectada causando hinchazón. El linfedema puede desarrollarse en semanas, meses o muchos años después del tratamiento y la severidad del mismo puede variar.

Examen clínico del seno

Durante un examen clínico de los senos, el médico revisa los senos y los pezones y las axilas en busca de cualquier cambio anormal. Este examen es parte de un chequeo de rutina.

Cambios en los senos que no son cáncer

Adenosis: Bultos pequeños, redondos, o una sensación de bultos que están causados por lóbulos mamarios agrandados. A veces, las masas son demasiado pequeñas para ser percibidas. Si hay lesiones que parecen cicatrices, la enfermedad puede ser dolorosa y se llama adenosis esclerosante.

Quistes: Protuberancias llenas de líquido. Los quistes mamarios suelen aumentar de tamaño y pueden ser dolorosos justo antes del período menstrual. Los quistes son más comunes en las mujeres premenopáusicas y en mujeres que toman la terapia hormonal para la menopausia.

Necrosis grasa: Son bultos redondos y firmes que por lo general no duelen. Las protuberancias aparecen con mayor frecuencia después de una lesión en la mama, la cirugía o la radioterapia.

Fibroadsenomas: Bultos duros y redondos que pueden notarse como una canica pequeña y moverse con facilidad. Por lo general son indoloros y son más comunes en mujeres jóvenes menores de 30 años de edad.

Papiloma intraductal: Crecimiento similar a las verrugas en un conducto de leche de la mama. Por lo general se encuentran cerca del pezón y puede causar secreción transparente y pegajosa, o sanguinolenta por el pezón. También puede causar dolor.

Cambios en los senos que no son cáncer, pero aumentan el riesgo

Estas afecciones no son cáncer, pero aumentan el riesgo de cáncer de mama.   Otros factores de riesgo incluyen, por ejemplo, edad y antecedentes familiares de cáncer de mama.

Hiperplasia lobular atípica. Es una afección en la cual se encuentran células anormales en los lobulillos mamarios.

Hiperplasia ductal atípica. Se encuentran células anormales en los conductos mamarios.

Carcinoma lobular in situ. Es una afección en la cual se encuentran células anormales en los lobulillos mamarios. Puesto que estas células no se han diseminado fuera de los lóbulos de la mama, se llama "in situ" que es un término latino que significa "en su lugar."

Las células anormales que se encuentran en estas afecciones no son células cancerosas. Pero se recomienda:

Mamografías cada año

Exámenes clínicos del seno cada 6 a 12 meses

Cambios normales que no indican cáncer

Es importante resaltar que la mayoría de las mujeres tienen cambios en sus senos durante su vida. Muchos de estos cambios son causados por las hormonas. Por ejemplo, los senos pueden sentirse más grumosos o sensibles en diferentes momentos del ciclo menstrual.

Otros cambios de mama pueden ser causados por el proceso normal de envejecimiento y a medida en que se acerca la menopausia, los senos pueden perder tejido y grasa. La mayoría de estos cambios no son cáncer, y se consideran cambios benignos. Sin embargo, si se detecta un cambio hay que acudir al médico.

Las mujeres jóvenes que no han pasado por la menopausia a menudo tienen un tejido más denso en sus pechos. Este tejido denso tiene más tejido glandular y conjuntivo y menos grasa, lo que hace más difícil de interpretar las mamografías, debido a que tanto el tejido denso como los tumores aparecen como sólidos en las áreas blancas de las imágenes de rayos X. El tejido mamario se vuelve menos denso a medida en que la mujer envejece.

Antes o durante los periodos menstruales, los senos pueden sentirse inflamados, sensibles o dolorosos, e incluso puede percibirse algún bulto durante este tiempo porque hay un exceso de líquido en los senos. Estos cambios suelen desaparecer al final del ciclo menstrual. Debido a que algunos bultos son causados por cambios hormonales normales, es conveniente que se acuda al médico fuera del ciclo menstrual.

Durante el embarazo, los senos pueden sentirse con grumos. Esto es generalmente porque las glándulas que producen la leche están aumentando en número y cada vez son más grandes.

Durante la lactancia, se puede padecer una enfermedad llamada mastitis. Esto sucede cuando un conducto de leche se bloquea y hace que el seno se vea de color rojo y se perciban bultos, calientes y sensibles. Puede estar causada por una infección y se trata a menudo con antibióticos. A veces, el conducto puede necesitar ser drenado.

A medida que se acerca la menopausia, los períodos menstruales pueden venir con menos frecuencia y también cambian los niveles hormonales. Esto puede hacer que los pechos se sientan blandos, incluso cuando no se está teniendo el período menstrual. En ocasiones, pueden aumentar de tamaño.

Si se están tomando hormonas (como la terapia hormonal para la menopausia, píldoras anticonceptivas o inyecciones), los senos pueden llegar a ser más densos. Esto puede hacer que una mamografía sea más difícil de interpretar.

Cuando se deja de tener los períodos menstruales (menopausia), la caída de los niveles de hormonas, y el tejido mamario es menos denso y más graso. Incluso se puede dejar de tener bulto, dolor o secreción del pezón que se solía tener.

Valoración

Cuestionario

Estos son los cambios en los senos o problemas que el médico tendrá en cuenta:

Si el bulto es duro o blando.

Tamaño de la masa detectada.

Si la mama está sensible o hinchada.

Color de la secreción del pezón.

Si hay diferencias entre los dos pechos.

Si es la primera vez que se nota el cambio.

Si desde que se detectó han habido cambios, favorables o no.

Si ha habido problemas en el pasado.

Pruebas y mamografías anteriores.

Resultados.

Último periodo menstrual.

Medicamentos o hierbas que toma.

Si tiene implantes mamarios.

Si está embarazada

Si está amamantando.

Si ha tenido algún tipo de cáncer.

Miembros de la familia que han tenido estos problemas en los senos u otros lugares.

Cambios en los senos durante la vida que no han sido cáncer.

Diagnóstico y evolución

El tratamiento es más probable que funcione bien cuando el cáncer de mama se detecta a tiempo.

Durante un examen clínico de los senos, el médico pedirá que se levanten los brazos sobre la cabeza, que los deje colgar a los lados, o presione las manos contra las caderas.

Buscará diferencias en el tamaño o la forma de tus senos en busca de erupción, hoyuelos, u otros signos anormales. Puede exprimir los pezones a ver si hay líquido.

Un bulto es generalmente del tamaño de un guisante antes de que nadie lo pueda sentir. El examen se realiza en un lado y luego el otro. También se comprueba los ganglios linfáticos cerca del seno para ver si están hinchados.

Si hay un tumor, el médico sentirá su tamaño, forma y textura. También lo examinará para ver si el tumor se mueve con facilidad. Con frecuencia los nudos benignos se distinguen de los cancerosos.

Los bultos que son suaves, lisos, redondos y móviles es probable que sean benignos. Un bulto duro, de forma extraña que está bien conectado dentro de la mama es más probable que sea cáncer, pero se necesitan más pruebas para diagnosticar el problema.

Etapas del cáncer de mama

31

Etapa 0:

El estadio 0 se utiliza a veces para describir células anormales que no son cáncer invasivo. Por ejemplo, el estadio 0 se utiliza para el *carcinoma ductal in situ* (CDIS). El CDIS se diagnostica cuando las células anormales se encuentran en el revestimiento de un conducto del seno, pero las células anormales no han invadido el tejido mamario o se han propagado fuera del conducto. Aunque muchos médicos no consideran el CDIS como cáncer, el carcinoma ductal in situ a veces se convierte en cáncer de mama invasivo si no se trata.

Etapa 1:

La etapa I es una etapa temprana de cáncer de mama invasivo. Las células cancerosas han invadido el tejido mamario más allá de donde se originó el cáncer, pero las células no se han diseminado más allá del seno.

El tumor no es superior a los 2 centímetros (tres cuartos de una pulgada) de ancho. Las células cancerosas invaden el tejido cercano dentro de la mama.

Etapa 2:

El tumor no es mayor de 2 centímetros de ancho. El cáncer se ha diseminado a los ganglios linfáticos debajo del brazo.

El tumor mide entre 2 y 5 centímetros, pero no se ha diseminado a los ganglios linfáticos debajo del brazo.

El tumor mide entre 2 y 5 centímetros, y el cáncer se ha diseminado a los ganglios linfáticos debajo del brazo.

El tumor mide más de 5 centímetros y el cáncer no se ha diseminado a los ganglios linfáticos debajo del brazo.

Etapa 3A:

El tumor no es superior a los 5 centímetros de ancho. El cáncer se ha diseminado a los ganglios linfáticos de la axila que están unidos entre sí o a otras estructuras, entre ellas a los ganglios linfáticos detrás del esternón.

El tumor mide más de 5 centímetros de diámetro. El cáncer se ha diseminado a los ganglios linfáticos bajo el brazo que están solos o unidos entre sí o a otras estructuras, incluidos los ganglios linfáticos detrás del esternón.

Etapa 3B:

Es un tumor de cualquier tamaño que se ha extendido a la pared torácica o a la piel de la mama. Puede estar asociado con la inflamación de la mama o con nódulos (bultos) en la piel de la mama.

Puede haberse diseminado a los ganglios linfáticos debajo del brazo.

El cáncer puede haberse diseminado a los ganglios linfáticos de la axila que están unidos a otras estructuras de cada uno o de otro tipo, o a los ganglios linfáticos detrás del esternón.

Cáncer inflamatorio de mama:

Es un tipo raro de cáncer de mama. La mama tiene aspecto enrojecido e inflamado porque las células cancerosas bloquean los vasos linfáticos en la piel.

Etapa 3C:

Es un tumor de cualquier tamaño que se ha propagado en una de las siguientes maneras:

El cáncer se ha diseminado a los ganglios linfáticos detrás del esternón y bajo el brazo.

El cáncer se ha diseminado a los ganglios linfáticos por encima o por debajo de la clavícula.

Etapa 4:

Es el cáncer con metástasis a distancia. Se ha diseminado a otras partes del cuerpo, tales como los huesos o el hígado.

Cáncer recurrente:

Es el cáncer que ha regresado después de un período de tiempo en que no podía ser detectado. Aun cuando el cáncer parece estar completamente destruido, la enfermedad a veces regresa porque quedaron sin detectar células cancerosas en algún lugar de su cuerpo después del tratamiento. Puede volver en la mama o la pared torácica o a cualquier otra parte del cuerpo, tales como los huesos, el hígado, los pulmones o el cerebro.

Comportamiento del cáncer de mama

El cáncer de mama es una enfermedad en la cual se forman células cancerosas en los tejidos de la mama. Las células de cáncer de mama:

Crecen y se dividen sin control

Invaden el tejido cercano del seno

Puede formar una masa llamada tumor

Puede ocasionar metástasis o propagación a los ganglios linfáticos u otras partes del cuerpo.

Después de que el cáncer de mama se ha diagnosticado, se realizan pruebas para averiguar el alcance, o fase del cáncer. La etapa se basa en el tamaño del tumor y si el cáncer se ha propagado. El tratamiento depende del estadio del cáncer.

Obtener una segunda opinión

Es posible que se desee hablar con otro médico para obtener una segunda opinión sobre el diagnóstico o tratamiento. La finalidad es encontrar otro patólogo que analice las muestras de tejido mamario y haga un diagnóstico. También otro cirujano, oncólogo de radiación, o un médico oncólogo que hable de sus opciones de tratamiento.

La mayoría de los médicos dan la bienvenida a una segunda opinión, especialmente cuando el tratamiento está involucrado. Obtener una segunda opinión se hace a menudo, o incluso es requerida por el seguro médico. Hablar con otro médico puede dar paz a la mente. También puede ayudar a tomar las mejores decisiones sobre la salud.

CAPÍTULO 4

PRUEBAS MÉDICAS

Favorables:

Si el tejido de la mama no muestra signos de una masa o calcificación.

Tenga en cuenta que la mayoría de los cambios en los senos no son cáncer; pero todos los cambios deben ser verificados, y pueden ser necesarias más pruebas.

Desfavorables:

Masa o bulto.

El tamaño, forma, y los bordes dan al radiólogo una información importante. Un bulto que no es cáncer a menudo se ve liso y redondo y tiene una ventaja clara, definida. Los tumores que se ven así son a menudo quistes. Sin embargo, si el tumor en la mamografía tiene un contorno irregular y una forma irregular, se necesitan más pruebas.

Dependiendo del tamaño y forma del tumor, es posible que soliciten:

Otro examen clínico de mama.

Otra mamografía para tener una mirada más cercana a la zona.

Una ecografía para averiguar si el bulto es sólido o está lleno de líquido.

Una biopsia para eliminar las células, o el bulto completo, y para examinarla bajo un microscopio para verificar si hay signos de enfermedad.

Calcificaciones

Las calcificaciones son depósitos de calcio en el tejido mamario. Son demasiado pequeños para ser percibidos, pero se puede ver en una mamografía. Hay dos tipos:

Macrocalcificaciones que se ven como pequeños puntos blancos en una mamografía. Son comunes en mujeres mayores de 50 años de edad y no están relacionadas con el cáncer y por lo general no necesita más pruebas.

Las *microcalcificaciones* se ven como pequeños puntos blancos en una mamografía. No son por lo general un signo de cáncer. Sin embargo, si se encuentran en un área de células de división rápida, o agrupadas en un cierto modo, es posible que necesite más pruebas.

Dependiendo de cómo sean las calcificaciones, su tamaño, y donde se encuentran, el médico puede pedir:

Otra mamografía para tener una mirada más cercana a la zona

Una biopsia para verificar si hay signos de enfermedad.

Mamografía

Una mamografía es una radiografía de los tejidos en el interior del pecho y pueden mostrar a menudo un bulto en el pecho antes de que se pueda percibir. También puede mostrar un grupo de pequeñas manchas de calcio. Estas partículas se llaman microcalcificaciones. Los bultos o manchas pueden deberse al cáncer, a células precancerosas, u otras condiciones. Se recomienda que las mujeres de 40 años en adelante se hagan una mamografía cada 1 ó 2 años. Las mujeres que son menores de 40 años y tienen factores de riesgo para el cáncer de mama, quizá también deban hacérselas.

Si la mamografía muestra un área anormal de la mama, el médico puede ordenar imágenes más claras y más detalladas de la zona. Los médicos utilizan las mamografías de diagnóstico para conocer más sobre cambios en el seno inusuales, tales como un bulto, dolor, engrosamiento, secreción del pezón o cambio en el tamaño o forma del seno. Las mamografías de diagnóstico pueden enfocarse en un área específica de la mama e implicar técnicas especiales y mejor que las mamografías de detección.

Esta prueba puede detectar tumores que son demasiado pequeños para ser percibidos, incluso con la manipulación táctil. Durante una mamografía, cada seno es presionado entre dos placas de plástico. Aunque hay cierta molestia, no suele ser muy doloroso.

El mejor momento para hacerse una mamografía es al final del período menstrual. En ese momento los senos están menos sensibles. Algunas mujeres tienen menos sensibilidad en los senos si no toman nada de cafeína durante un par de días antes de la mamografía.

Después de sacar las imágenes de rayos X, son enviadas a un radiólogo para su estudio e interpretación. Este informe será remitido al especialista.

También es frecuente solicitar una mamografía digital de rayos X para hacer una imagen del tejido mamario. El procedimiento es el mismo. La diferencia está en cómo las imágenes son grabadas y almacenadas. Es como la diferencia entre una cámara de película analógica y una cámara digital.

La mamografía almacena la imagen directamente en la película, mientras que la mamografía digital toma una imagen electrónica del seno y lo almacena directamente en un ordenador. Las imágenes digitales se pueden hacer más claras, oscuras o más grandes y pueden ser guardadas y compartidas por vía electrónica. Esta es la tendencia actual.

Un estudio de investigación patrocinado por el Instituto Nacional del Cáncer (NCI) demostró que la mamografía digital y la mamografía tradicional son casi iguales en términos de detección de cáncer de mama. Sin embargo, la mamografía digital puede ser mejor para detectar el cáncer de mama en mujeres menores de 50 años, tienen senos muy densos, o antes de la menopausia o la perimenopausia (el tiempos antes y al comienzo de la menopausia).

Tipos

Mamografía de detección

Una mamografía de detección es el tipo de mamografía que la mayoría de las mujeres obtienen. Se utiliza para encontrar cambios en los senos en las mujeres que no presentan síntomas de cáncer de mama.

Mamografía de diagnóstico

Si en una mamografía reciente se encontró un cambio en el seno, o si un bulto necesita ser comprobado, es posible que hagan una mamografía de diagnóstico.

Durante una mamografía de diagnóstico, se toman más imágenes de rayos X para obtener puntos de vista del tejido de la mama desde diferentes ángulos. Ciertas áreas de estas imágenes también se pueden hacer más grandes.

Fiabilidad de la mamografía

La mamografía es una excelente herramienta para encontrar cambios en el seno de la mayoría de las mujeres que no presentan síntomas de cáncer de mama. Sin embargo, no puede detectar todos los cánceres de mama. Hay que revisar cualquier bulto que no aparezca en la mamografía o cuando se note cualquier cambio en los senos.

Mamografías e implantes mamarios

Cuando se acuda al médico es necesario informar si se tiene algún implante de seno. Es importante que sea un especialista en mamografías con implantes quien se ocupe de ello. Esto es importante, pues los implantes mamarios pueden hacer más difícil ver el cáncer u otros cambios anormales en la mamografía.

Si se realiza un implante de seno después de una mastectomía por cáncer de mama, es necesario hablar con el cirujano o el oncólogo para aprender sobre la mejor prueba de detección.

Otras pruebas de imagen

Si un área anormal se detecta durante un examen clínico de los senos o con la mamografía, se pueden hacer las siguientes pruebas de imagen:

Ultrasonidos:

Una mujer con un cambio en el seno puede necesitar una prueba de ultrasonido. El aparato emite ondas de sonido que la gente no puede oír. Estas ondas sonoras rebotan en los tejidos mamarios y un ordenador usa los ecos para crear una imagen. La imagen puede mostrar si un bulto es sólido, está lleno de líquido (un quiste), o una mezcla de ambos. Los quistes por lo general no son cancerosos, pero una masa sólida puede ser cáncer.

Un examen de ultrasonido usa ondas sonoras para crear una imagen del tejido mamario. Este cuadro se llama sonograma y ayuda a los radiólogos para ver si un bulto o masa es sólida o llena de líquido. Un bulto lleno de líquido se llama quiste.

Resonancia magnética (RM)

La resonancia magnética utiliza un potente imán, ondas de radio y un ordenador para tomar imágenes detalladas del interior del pecho. Estas imágenes pueden mostrar la diferencia entre el tejido normal y enfermo. Se trata de una herramienta que puede ser utilizada para detectar el cáncer de mama. Sin embargo, estas imágenes no reemplazan las mamografías.

Se utilizan, además de las mamografías, en mujeres que están en mayor riesgo de cáncer de mama. Tienen unos límites, por ejemplo, no pueden encontrar cambios en los senos, como microcalcificaciones. Las resonancias magnéticas son también menos específicas que otras pruebas. Esto significa que puede dar falsos positivos en las pruebas, mostrando que hay cáncer cuando en realidad no lo es.

Gammagrafía ósea

El médico inyecta una pequeña cantidad de un elemento radiactivo en un vaso sanguíneo que viaja por la sangre y se acumula en los huesos. Un escáner detecta y mide la radiación y toma imágenes de los huesos. Las imágenes pueden mostrar que el cáncer se ha extendido a los huesos.

TC

A veces se utilizan tomografías computarizadas para detectar el cáncer de mama que se ha extendido al hígado o los pulmones. Una máquina de rayos X conectada a un ordenador realiza una serie de imágenes detalladas del pecho o el abdomen. Se puede utilizar material de contraste mediante inyección en un vaso sanguíneo en el brazo o la mano, lo que hace que las áreas anormales sean más fáciles de ver.

Pruebas de laboratorio

Biopsia

Una biopsia es la única manera de saber con seguridad si hay cáncer presente. Un área anormal se puede sentir durante un examen clínico de mama, pero no se ve en la mamografía. O un área anormal se puede ver en una mamografía, pero no se siente durante un examen clínico de mama. En este caso, los médicos pueden utilizar técnicas de imagen (por ejemplo, una mamografía, una ecografía o resonancia magnética) para ayudar a ver el área y extraer el tejido.

Un patólogo examinará el tejido o líquido extraído del seno para detectar células cancerosas. El tipo más común de cáncer de mama ductal es el carcinoma que se inicia en las células que recubren los conductos mamarios. El carcinoma lobular es otro tipo que se inicia en los lóbulos de la mama.

Biopsia de mama

Una biopsia de mama es un procedimiento para extraer una muestra de células o tejidos de mama, o un bulto completo. Un patólogo examina la muestra bajo un microscopio para verificar si hay signos de enfermedad. Una biopsia es la única manera de determinar si las células son cancerosas.

Las biopsias se suelen realizar en un consultorio o una clínica a un paciente ambulatorio. Esto significa que la enferma se irá a casa el mismo día del procedimiento. Se emplea anestesia local en algunas biopsias, lo que significa que la paciente se mantiene despierta, pero no sentirá dolor en el pecho durante el procedimiento. La anestesia general se utiliza a menudo para una biopsia quirúrgica. Esto significa que estará dormida y no se despertará durante el procedimiento. El médico puede usar ecografía o una mamografía durante una biopsia de mama para ayudar a localizar el cambio en los senos.

Tipos más comunes de las biopsias de mama:

Aspiración con aguja fina de biopsia. Se trata de de un procedimiento simple que requiere sólo unos minutos. El especialista inserta una aguja delgada en el pecho para sacar el líquido y las células.

Biopsia por punción. También llamada biopsia con aguja gruesa, se utiliza una aguja para extraer pequeños trozos o núcleos de tejido mamario. Las muestras son del tamaño de un grano de arroz y aunque puede declararse una contusión, no suele dejar cicatriz.

Biopsia asistida por vacío. En este caso se utiliza una sonda, conectada a un dispositivo de vacío, para recoger una pequeña muestra de tejido del pecho. El pequeño corte hecho en la mama es mucho menor que con la biopsia quirúrgica. Este procedimiento provoca una cicatriz muy pequeña, y no se necesitan puntos de sutura.

Biopsia quirúrgica. Se trata de una operación para extirpar parte o la totalidad, de un bulto para que pueda ser visto bajo un microscopio y verificar si hay signos de enfermedad. A veces, el médico hará una biopsia quirúrgica como el primer paso. Otras veces, se puede realizar una biopsia quirúrgica si los resultados de una biopsia con aguja no dan suficiente información.

Biopsia por incisión. Se coge solo una muestra de tejido del seno. Cuando todo el tumor o área sospechosa se extirpa, se llama biopsia por escisión.

Si el cambio en el seno no se puede percibir se emplea el procedimiento localización con alambre o aguja. Durante la localización de alambre, una aguja fina y hueca se inserta en el pecho. La mamografía se hace para asegurarse de que la aguja está en el lugar correcto. Entonces un alambre fino se inserta a través de la aguja hueca, para marcar el área de tejido que debe ser eliminado. A continuación, se retira la aguja, y se toma otra mamografía. A continuación, el tejido se envía al laboratorio para verificar si hay signos de enfermedad.

Biopsia de ganglios linfáticos

El estado a menudo no se sabe hasta después de la cirugía que extirpa el tumor en el pecho y uno o más ganglios linfáticos debajo del brazo. Los cirujanos usan un método llamado *biopsia del ganglio centinela* para eliminar el ganglio linfático más propenso a tener células de cáncer de mama. El cirujano inyecta un colorante azul, una sustancia radiactiva, o ambos cerca del tumor de mama. O también puede inyectar una sustancia radiactiva en el pezón. Luego, el cirujano usa un escáner para encontrar el ganglio centinela, que contiene la sustancia radiactiva o busca los ganglios linfáticos teñidos con colorante. El ganglio centinela se retira y se revisa para detectar células cancerosas que pueden aparecer primero en el ganglio centinela, antes de diseminarse a otros ganglios linfáticos y en otros lugares del cuerpo.

Estas pruebas pueden mostrar si el cáncer se ha diseminado y, si es así, a qué partes de su cuerpo. Cuando se extiende el cáncer de mama, las células cancerosas a menudo se encuentran en los ganglios linfáticos de la axila. Además, el cáncer de mama puede diseminarse a casi cualquier otra parte del cuerpo, como los huesos, el hígado, los pulmones y el cerebro.

Cuando el cáncer de mama se disemina desde su sitio original a otra parte del cuerpo, el nuevo tumor tiene el mismo tipo de células anormales y el mismo nombre que el primario (original) del tumor. Por ejemplo, si el cáncer de mama se disemina a los huesos, las células cancerosas de los huesos son en realidad células de cáncer de mama. La enfermedad es metastásica del cáncer de mama, no cáncer de hueso. Por esa razón, se trata como cáncer de mama, no cáncer de hueso. Se suele denominar como "distante" o metastásico.

Biopsia del ganglio centinela

Si la biopsia muestra que hay cáncer de mama, será necesario saber la extensión (etapa) de la enfermedad para elegir el mejor tratamiento. La etapa se basa en el tamaño del cáncer, si el cáncer ha invadido los tejidos cercanos, y si el cáncer se ha diseminado a otras partes del cuerpo. Esta etapa puede incluir análisis de sangre y otras pruebas.

Pruebas de laboratorio con tejido mamario

Pruebas de receptores de hormonas: algunos tumores de mama necesitan hormonas para crecer. Estos tumores tienen receptores para los estrógenos o progesterona, o ambos. Si las pruebas muestran que el receptor de la hormona del tumor de mama tiene estos receptores, entonces la terapia hormonal se suele recomendar como una opción de tratamiento.

La proteína HER2/neu se encuentra en algunos tipos de células cancerosas. Esta prueba muestra si el tejido o bien tiene proteína HER2/neu o demasiadas copias de su gen. Si el tumor de mama HER2/neu tiene demasiado, entonces hay que hacer terapia dirigida.

Pueden ser necesarias varias semanas para obtener los resultados de estas pruebas.

CAPÍTULO 5

FACTORES DE RIESGO Y PREVENCIÓN

Riesgos generales de padecer cáncer de mama

Cambios perjudiciales (mutaciones) en el gen BRCA1 o BRCA2.

Una historia familiar de cáncer de mama.

Historial médico personal.

Café

El café, especialmente en mujeres con mutaciones en el gen BRCA1, puede disminuir el riesgo, pero otros estudios alegan que la cafeína no se debe emplear, aunque ciertos tés podrían ser útiles. Hay opiniones contradictorias.

Alcohol

El consumo moderado no parece aumentar el riesgo, pero probablemente se trate de estudios no fiables. Lo que sabemos es que las mujeres jóvenes que beben alcohol tienen mayor riesgo de desarrollar la enfermedad de mama. En un grupo de cerca de 6.900 mujeres de 16 a 23 años, los investigadores encontraron que aquellas que bebían seis o siete días a la semana tenían más de cinco veces de probabilidades de desarrollar la llamada enfermedad mamaria benigna años más tarde. Las mujeres con enfermedad mamaria benigna tienen protuberancias duras en sus pechos, los cuales pueden en algunos casos convertirse en cancerosas. El amplio grupo de alteraciones incluye quistes irregulares, malestar en los senos, sensibilidad en los pezones y picazón.

Niveles hormonales

Los niveles elevados de hormonas incrementan el riesgo en mujeres posmenopáusicas, entre ellas los estrógenos (estrona y estrógenos), la prolactina y los andrógenos (testosterona, androstenediona, DHEA).

Estrógenos

La administración de estrógenos de reemplazo después de la menopausia tal vez podría aumentar la incidencia. Las mujeres que toman píldoras anticonceptivas podrían incrementar el riesgo de cáncer de cérvix y de mama.

Apenas 3 años de uso de anticonceptivos combinados de estrógeno y progesterona aumenta sustancialmente el riesgo de desarrollar carcinoma lobulillar de mama.

La detección de cáncer de mama con la mamografía y la biopsia es más difícil en las mujeres que usan terapia hormonal de estrógeno y progesterona.

Andrógenos

Los altos niveles de hormonas andrógenas en mujeres jóvenes, al parecer, aumentan su riesgo. Los andrógenos están presentes normalmente en las mujeres, aunque a niveles mucho más bajos que en los hombres. Los niveles elevados de andrógenos se han asociado con el cáncer de mama en los estudios de las mujeres posmenopáusicas, pero no estaba claro si esto se aplica también a las mujeres premenopáusicas. Se compararon los niveles de andrógenos en 370 mujeres premenopáusicas que más tarde fueron diagnosticadas con cáncer de mama con niveles que se encuentran en 726 mujeres similares sin cáncer de mama. La probabilidad de desarrollar cáncer de mama aumentaba significativamente cuando los niveles de testosterona y androstenediona eran altos. El riesgo absoluto de las mujeres menores de 40 años para desarrollar cáncer de mama en un período de 10 años fue del 2,6 por ciento para aquellas con los niveles más altos de testosterona a un 1,5 por ciento entre aquellas con los niveles más bajos. El estudio asegura que el riesgo de cáncer de mama entre las mujeres premenopáusicas se relaciona directamente con los niveles circulantes de testosterona y androstenediona.

Estrés

Las mujeres jóvenes que experimentan más de un evento estresante en su vida están en mayor riesgo, pero un sentimiento general de felicidad y optimismo puede reducir el riesgo.

Los implantes

Las mujeres con implantes mamarios estéticos no parecen tener un riesgo más alto después de someterse a la cirugía.

Antitranspirantes y metales

Los antitranspirantes pueden contribuir al riesgo debido a que contienen sales de aluminio con iones metálicos que imitan el efecto del estrógeno. También el cadmio se ha demostrado que ejerce efectos similares a los estrógenos, mientras que algunos también promueven el crecimiento de células de cáncer de mama en el laboratorio. Se encuentra en grandes cantidades en los riñones de las vacas y los fertilizantes fosfatados, algo menos en patés y mariscos, y discretamente en setas, cacao y mejillones.

Dada la amplia variedad de sustancias que pueden imitar a los estrógenos, incluyendo ciertos pesticidas, cosméticos y detergentes, es posible que las sales de aluminio y otros compuestos inorgánicos relacionados llamados "metallo/ estrógenos" puedan interrumpir las señales hormonales dentro del pecho. Lo que es particularmente peligroso pues el aluminio se aplica a la axila, cerca del pecho, y entra en la piel.

Los desodorantes también se utilizan con frecuencia después del afeitado axilar, por lo que es más fácil para las sales de aluminio entrar en el torrente sanguíneo. Los estudios también han demostrado que las sales de aluminio pueden penetrar la piel humana axilar incluso aunque esté sana.

Las personas pueden reducir su exposición al cadmio dejando de fumar.

Otros factores de riesgo para el cáncer de mama

Muchos factores de riesgo para el cáncer de mama no pueden ser controlados -como las mutaciones genéticas, la edad y los antecedentes familiares– pero otros muchos están asociados con el estilo de vida, entre ellos: no tener hijos, uso de anticonceptivos orales, uso de la terapia hormonal post-menopausia (TRH), uso excesivo de alcohol, obesidad, una dieta poco saludable y realizar actividad física inadecuada.

El uso de la droga digoxina para el corazón parece aumentar el riesgo en mujeres posmenopáusicas. La digoxina ayuda a que el corazón bombee sangre con mayor fuerza y se utiliza para tratar la insuficiencia cardíaca.

Existe un riesgo más alto con la menarquía precoz y la menopausia tardía. Cuanta más lactancia materna proporcione la mujer, más está protegida. También hay un mayor riesgo con el uso a largo plazo de androstendiona y testosterona, y algo menos con la dehidroepiandrosterona (DHEA). Las mujeres que ya tienen cáncer de mama no deben tomar reemplazo hormonal adicional, en especial los estrógenos, aunque el efecto podría ser neutralizado con la DHEA.

Las mujeres que trabajan en turnos laborales nocturnos tienen un riesgo superior.

Tener un aborto provocado o involuntario no aumenta el riesgo de una mujer de padecer cáncer de mama posteriormente en la vida.

La exposición al estrógeno del medio ambiente 4-nonilfenol aumenta el riesgo de cáncer de mama en ratones. Son similares a los estrógenos químicos y tiene la capacidad de causar cáncer. Muchos factores ambientales aumentan el nivel de estrógenos en la mujer y sabemos que el 4-nonilfenol se libera de los productos de limpieza, textiles, papel, productos plásticos, utensilios para el cuidado personal y productos químicos agrícolas. El BBP (n-butil ftalato de bencilo), un aditivo químico utilizado en las tuberías, azulejos de vinilo, alfombras y otros artículos domésticos, puede afectar el desarrollo de la glándula mamaria y tal vez puede aumentar la susceptibilidad.

Las mutaciones genéticas en los genes BRCA1, BRCA2, y TP53 elevan el riesgo de cáncer de mama en unas 10 a 20 veces después de los 60 años de edad.

No hay buena evidencia en este momento que el uso de sostenes ponga en peligro el sistema linfático y por lo tanto que tenga influencia significativa.

Estatinas

Un estudio demostró que las estatinas en mujeres postmenopáusicas sin terapia hormonal aumentaban el riesgo de cáncer de mama.

Dieta

Las mujeres premenopáusicas que consumen grandes cantidades de carnes rojas parecen tener un mayor riesgo de desarrollar cáncer de mama con receptores que son positivos para los estrógenos y la progesterona.

Una dieta alta en hidratos de carbono simples aumenta el riesgo. La cantidad de hidratos de carbono que una mujer come, así como el conjunto de "carga glucémica" de su dieta, ocasiona riesgo de desarrollar cáncer de mama. El concepto de carga glucémica se basa en el hecho de que los diferentes carbohidratos tienen distintos efectos sobre el azúcar en sangre. El pan blanco y las patatas tienen un alto índice glucémico, lo que significa que tiende a causar un rápido aumento del azúcar en sangre. Otros carbohidratos, como los cereales ricos en fibra o granos, crean un cambio más gradual y se considera que tienen un índice glucémico bajo.

Diabetes

Un conjunto de factores de riesgo para desarrollar enfermedad cardíaca y diabetes tipo 2, conocido como Síndrome metabólico X, aumenta el riesgo de cáncer de mama en mujeres postmenopáusicas. Las personas con este síndrome tienen exceso de grasa y altos de glucosa en la sangre, ocasionando una resistencia a la glucosa en sangre, una menor producción de insulina, colesterol alto y presión arterial alta.

Prevención

Se estima que aproximadamente la mitad de todos los casos de cáncer de mama podrían evitarse o posponerse si las mujeres mantuvieran un peso normal, comieran alimentos saludables, bebieran menos alcohol, hicieran más ejercicio, fumasen menos cigarrillos o no fumasen en absoluto, y dieran la leche materna a sus bebés. Muchos médicos se apresuran a enviar a una paciente para una mamografía, sin embargo, pocos dedican el tiempo necesario para explicar o dar a conocer cómo puede reducir el riesgo.

Ejercicio, actividad física

El riesgo de cáncer de mama disminuye en las mujeres que son físicamente activas. Incluso la actividad física moderada - caminar a paso ligero durante 4-5 kilómetros tres veces a la semana-, a lo largo de toda la vida, puede reducir significativamente el riesgo de una mujer. Por el contrario, el ejercicio extenuante aumenta el riesgo por el estrés oxidativo del esfuerzo.

Dieta

La dieta de las niñas en edad preescolar puede influir en el riesgo de cáncer de mama en la edad adulta, lo que indica que la formación de tumores se ve influenciada por la dieta décadas antes de que sea clínicamente evidente. Se recomienda especialmente disminuir las grasas saturadas y las carnes rojas.

Verduras del género Brassica como el **brócoli**, la coliflor y la col, podrían contribuir a la protección del cáncer de mama.

Las mujeres con cáncer de mama en etapa temprana pueden vivir más tiempo si mantienen una dieta rica en verduras, granos enteros, frutas y pescados azules, junto con una menor ingesta de alimentos refinados y dulces.

Las grasas saludables se encuentran en las nueces crudas y semillas, el pescado azul, aceite de oliva, aceite de lino, aceite de cáñamo, y verduras de hojas verdes. Las grasas menos deseables se encuentran en la manteca de cerdo, carnes y productos lácteos. Estas grasas se forman también cuando los aceites vegetales son parcialmente hidrogenados para hacerlos más estables y sólidos. Por lo general se encuentran en productos comerciales horneados, como galletas dulces y saladas, pasteles, patatas fritas, aros de cebolla, buñuelos, alimentos procesados, etc.

Comer legumbres por lo menos dos veces por semana puede reducir el riesgo. Se recomienda comer cantidades saludables de los alimentos vegetales ricos en lignanos. Estos nutrientes provienen de fuentes tales como las semillas de lino, cereales integrales, centeno, legumbres, semillas y frutos secos, bayas, verduras y frutas. Se han descubierto varios cientos de lignanos, pero la principal investigación se ha centrado en la **linaza** (Linum usitatissimum). Se trata de un diglucósido secoisolariciresinol (SDG) que cuando se ingiere se metabolizada por la microflora en el intestino humano en los lignanos de mamíferos, enterodiol y enterolactona. Estos dos metabolitos son absorbidos en el intestino y se transportan al hígado donde son sometidos a más reacciones antes de entrar en circulación. La adecuada dosificación de lignanos aún no se ha determinado, pero un rango de 10 mg a 30 mg diarios de SDG, puede ser suficiente para proporcionar beneficios para la salud. Los lignanos también están presentes en altas concentraciones en la corteza del abeto de Noruega (Picea abies). También se ha constatado los beneficios de una dieta alta en **fibra**.

Comer **setas** puede reducir el riesgo según se demuestra en un estudio de más de 2.000 mujeres chinas que descubrieron que las setas más frescas y secas, disminuían el riesgo de cáncer de mama. Efectos similares se lograron entre quienes también bebían té verde todos los días. Los extractos de hongos tienen propiedades antitumorales y pueden estimular las defensas del sistema inmunológico contra el cáncer.

El **té verde** contiene compuestos antioxidantes llamados polifenoles que han demostrado eficacia para luchar contra los tumores de mama en los animales. Las hojas secas de té verde, que contienen alrededor de un 40% de polifenoles, también pueden reducir el riesgo de cáncer de estómago, pulmón, colon, recto, hígado y páncreas. Una o dos tazas al día está bien, pero beber más puede hacer que el sueño sea superficial. También se puede tomar una pastilla de extracto de té verde.

Hay que consumir más **ajos** y otras hierbas culinarias y especias.

La mayoría de las mujeres se benefician del consumo de **soja** fermentada (no OGM), al menos en pequeñas cantidades, como parte de una dieta que tenga una variedad de alimentos. . La alta ingesta dietética de las **isoflavonas** de soja se asoció con menor riesgo de recurrencia entre los pacientes post-menopáusicas con cáncer de mama positivo para receptores de estrógenos y progesterona y las que recibían anastrozol como terapia endocrina. El efecto de las isoflavonas de soja sobre la recurrencia del cáncer de mama y la muerte, están siendo evaluados. El consumo de por vida de soja a un nivel moderado puede prevenir la recurrencia del cáncer de mama a través de mecanismos que modifican la biología de los tumores. Comer soja regularmente cuando se es joven, puede ayudar a proteger contra el desarrollo de cáncer de mama debido a la presencia de los fitoestrógenos.

En un estudio efectuado entre más de 500 mujeres en China, cuyo cáncer de mama fue impulsado por las hormonas estrógenas y progesterona (o ambas), las que habían pasado la menopausia y comían soja eran menos propensas a experimentar una recurrencia de su enfermedad a lo largo de unos 5 años.

CAPÍTULO 6

RESUMEN DE LAS AFECCIONES DE MAMA Y TRATAMIENTO

AFECCIÓN	CARACTERÍSTICAS	RECOMENDACIÓN
Adenosis	Pequeñas protuberancias redondas, bultos, que apenas se perciben. Lóbulos agrandados de mama Si no es similar a una cicatriz de tejido fibroso, la afección se denomina adenosis esclerosante. Puede ser dolorosa. Algunos estudios han encontrado que las mujeres con adenosis esclerosante pueden tener un riesgo ligeramente mayor de cáncer de mama.	Una biopsia con aguja gruesa o una biopsia quirúrgica, puede ser necesaria para hacer un diagnóstico.
Hiperplasia lobular atípica	Células anormales en los lóbulos de la mama Aumenta el riesgo de cáncer de mama.	Mamografías. Exámenes clínicos de mama. El tamoxifeno (para todas las mujeres) o raloxifeno (para las mujeres posmenopáusicas).

Cáncer de mama	Las células cancerosas se encuentran en la mama, con una biopsia. Un bulto en o cerca del seno o debajo del brazo. Tejido grueso en o cerca del seno o debajo del brazo. Un cambio en el tamaño o la forma de la mama. Un pezón que está dado la vuelta hacia adentro (invertido) en la mama. Piel de la mama que le pica, roja, escamosa, con hoyuelos, fruncida o Secreción del pezón que no sea leche materna	El tratamiento depende de la extensión o etapa del cáncer. Se realizan pruebas para averiguar si el cáncer se ha diseminado a otras partes de su cuerpo. El tratamiento puede incluir: Cirugía Quimioterapia Radiación Terapia hormonal Terapia biológica.
Quistes	Bultos llenos de líquido a menudo en ambos senos. Puede ser doloroso justo antes del período menstrual. Algunos quistes se pueden sentir, pero otros	Los quistes deben revisarse varias veces, ya que pueden desaparecer por sí solos. El ultrasonido puede mostrar si la protuberancia es sólida

	son demasiado pequeños para ser percibidos. Es más común en las mujeres de 35-50 años de edad.	o llena de líquido. La aspiración con aguja fina se puede utilizar para extraer el líquido.
Carcinoma ductal in situ	Células anormales en el revestimiento de un conducto de la mama. A diferencia de las células cancerosas que pueden propagarse, estas células anormales no se han diseminado fuera del conducto del seno. Se llama cáncer no invasivo o carcinoma de mama en estadio 0 in situ.	El tratamiento es necesario porque hay casos en que el carcinoma ductal in situ puede convertirse en cáncer de mama invasivo. Las opciones de tratamiento incluyen: La lumpectomía. Se trata de un tipo de cirugía o cirugía de preservación del seno. Por lo general, seguida de radioterapia. Mastectomía. Cirugía para extirpar la mama. Tamoxifeno. Este medicamento se puede tomar para reducir el riesgo de que el cáncer vuelva después del

		tratamiento o para prevenir el cáncer de mama invasivo.
Necrosis grasa	Abultamientos redondos, firmes, que por lo general no duelen. Pueden aparecer después de una lesión en la mama, la cirugía o la radioterapia. Está formada por tejido graso dañado. La piel alrededor del tumor puede ser de color rojo, con magulladuras o con hoyuelos. Es un cáncer benigno (no canceroso) del seno.	Es necesaria una biopsia para diagnosticar y eliminar la necrosis grasa, ya que a menudo se ve como cáncer. La necrosis grasa por lo general no necesita tratamiento.
Fibro-adenoma	Duro, protuberancias redondas que se mueven con facilidad y por lo general no duelen. Se encuentra a menudo por exploración personal. Aparecen en la mamografía como bultos lisos y redondos con bordes claramente definidos.	Puede ser necesaria una biopsia para el diagnóstico de fibroadenoma. Una técnica mínimamente invasiva, como la crioablación guiada por ultrasonido o una biopsia por escisión, se puede utilizar para

	Son los tumores benignos más frecuentes de mama. Común en las mujeres menores de 30 años de edad. La mayoría de los fibroadenomas no aumentan el riesgo de cáncer de mama. Sin embargo, los fibroadenomas complejos incrementarán ligeramente el riesgo.	eliminar los grumos. Pueden desaparecer por sí solos.
Papiloma intraductal	Crecimiento similar a las verrugas en el interior del conducto de leche, por lo general cerca de la boquilla. Puede causar dolor y un bulto, una secreción transparente, pegajosa o sanguinolenta. Es más común en las mujeres 35-55 años de edad. A diferencia de los papilomas individuales, los papilomas múltiples aumentan el riesgo de cáncer de	La biopsia puede ser necesaria para diagnosticar el crecimiento y retirarlo.

	mama.	
Carcinoma lobular in situ	Se encuentran células anormales en los lobulillos mamarios. El carcinoma lobulillar in situ aumenta el riesgo de cáncer de mama.	Seguimiento regular, con: Mamografías Exámenes clínicos de mama. Tamoxifeno (para todas las mujeres) o raloxifeno (para las mujeres postmenopáusicas). Un pequeño número de mujeres con carcinoma lobulillar in situ y factores de alto riesgo para el cáncer de mama pueden optar por someterse a una cirugía.
Macro calcifi- caciones	Los depósitos de calcio en la mama se parecen a pequeños puntos blancos en una mamografía. A menudo están causados por el envejecimiento.	Otra mamografía puede ser necesaria para tener una mirada más cercana a la zona. El tratamiento generalmente no es necesario.
Micro calcifi- caciones	Los depósitos de calcio en la mama se ven como pequeñas manchas blancas en una mamografía.	Otra mamografía o una biopsia, pueden ser necesarias para hacer un diagnóstico.

| | No suele ser un signo de cáncer. Sin embargo, si se encuentran en un área de células de división rápida o agrupadas de una determinada manera, pueden ser un signo de carcinoma ductal in situ o cáncer de mama invasivo. | |

CAPÍTULO 7

TRATAMIENTO CONVENCIONAL

Elegir una terapia

Las opciones para emplear una u otra terapia dependen de la etapa de la enfermedad y estos factores:

La terapia de radiación se utiliza después de la mastectomía, pero depende de la extensión del cáncer. Si se encuentran células cancerosas en 1 a 3 ganglios linfáticos de la axila o si el tumor en la mama es grande, es una indicación.

La elección entre cirugía conservadora de seno (seguida de radioterapia) y mastectomía depende de muchos factores:

El tamaño, la ubicación y etapa del tumor

El tamaño del pecho de la mujer

Ciertas características del cáncer.

Algunas mujeres reciben quimioterapia antes de la cirugía. Esto se llama terapia neoadyuvante (tratamiento antes del tratamiento principal). La quimioterapia antes de la cirugía puede reducir el tamaño del tumor de gran tamaño para que la cirugía conservadora de seno sea posible. Las mujeres con estadio 2 o grandes tumores de mama 3A suelen elegir este tratamiento.

Después de la cirugía, muchas mujeres reciben terapia adyuvante. La terapia adyuvante es el tratamiento que se aplica después del principal tratamiento para reducir el riesgo de cáncer de mama. El tratamiento con radiación es un tratamiento local que puede matar las células cancerosas restantes y cerca de la mama. Las mujeres también pueden recibir terapia hormonal, quimioterapia, terapia dirigida o una combinación. Estas terapias sistémicas pueden destruir las células cancerosas que quedan en cualquier parte del cuerpo, y con ella se puede prevenir o retrasar la reaparición del cáncer en la mama o en otro lugar.

Las mujeres con cáncer de mama tienen muchas opciones de tratamiento, pero ninguna que sirva para todas.

Las opciones son cirugía, radioterapia, terapia hormonal, quimioterapia y terapia dirigida o una mezcla de ellas.

La cirugía y la radioterapia son tipos de terapia local. Ambas extirpan o destruyen el cáncer en la mama.

La terapia hormonal, quimioterapia y terapia dirigida son tipos de terapia sistémica. El medicamento se introduce al torrente sanguíneo y destruye o controla el cáncer en todo el cuerpo.

El tratamiento más adecuado depende principalmente del estadio del cáncer, los resultados de las pruebas de los receptores hormonales, el resultado de la prueba HER2/neu, y la salud en general.

Es posible que también le propongan tomar parte en un ensayo clínico, un estudio de investigación de nuevos métodos de tratamiento. Son una opción importante para las mujeres en cualquier etapa del cáncer de mama.

Lo importante es que describan las opciones de tratamiento, los resultados esperados y los posibles efectos secundarios. Debido a que la terapia de cáncer a menudo daña las células y tejidos sanos, los efectos secundarios son comunes. Antes de comenzar el tratamiento, hay que preguntar sobre los posibles efectos secundarios, cómo prevenir o reducir estos efectos, y cómo el tratamiento puede cambiar las actividades normales. Es importante saber cómo se verá durante y después del tratamiento.

Los especialistas que tratan el cáncer de mama incluyen a cirujanos, médicos oncólogos y oncólogos radioterapeutas. También pueden sugerir un cirujano plástico, una enfermera de oncología y un dietista.

En cualquier etapa de la enfermedad, el apoyo psicológico y médico debe estar disponible para aliviar los efectos secundarios del tratamiento, y las preocupaciones emocionales.

Tratamiento para el carcinoma ductal in situ:

Lumpectomía. Este es un tipo de cirugía conservadora de seno que, por lo general, es seguida de radioterapia.

Mastectomía. Este tipo de cirugía se utiliza para extraer el seno o todo el tejido mamario que sea posible.

Cirugía

La cirugía es el tratamiento más común para el cáncer de mama. El médico puede explicar cada tipo, discutir y comparar los beneficios y riesgos.

Cirugía conservadora de seno:

Se trata de una operación para extirpar el cáncer, pero no el pecho. Puede ser una lumpectomía o una mastectomía segmentaria o parcial. A veces una biopsia por escisión es la única cirugía que necesita una mujer debido a que el cirujano extirpó toda la masa.

Mastectomía:

Esta es una operación para extirpar toda la mama (o la mayor parte del tejido del seno). En algunos casos, una mastectomía conservadora de piel puede ser una opción.

El cirujano normalmente quita uno o más ganglios linfáticos debajo del brazo para ver si hay células cancerosas. Si se encuentran células cancerosas en los ganglios linfáticos, serán necesarios otros tratamientos del cáncer.

Reconstrucción:

Se puede optar por una reconstrucción del seno. Esto se denomina cirugía plástica y se puede hacer al mismo tiempo que la cirugía de cáncer o posteriormente.

En la cirugía conservadora de seno, el cirujano extirpa el cáncer en el pecho y parte del tejido normal que lo rodea. También puede extirpar los ganglios linfáticos debajo del brazo y quitar algo del recubrimiento de los músculos del pecho debajo del tumor.

Mastectomía total simple:

Se extirpa toda la mama y algunos ganglios linfáticos de la axila.

Mastectomía radical modificada:

Se extirpa toda la mama y la mayoría o todos los ganglios linfáticos debajo del brazo. A menudo se quita el recubrimiento de los músculos del pecho para hacer más fácil extraer los ganglios linfáticos.

El tiempo que tarda en sanar después de la cirugía es diferente para cada mujer, lo mismo que la sensación de dolor. Cualquier tipo de cirugía también conlleva un riesgo de infección, sangrado u otros problemas.

Si se extirpa una de las mamas, pueden darse fenómenos pasajeros de desequilibrio, lo mismo que cuando son grandes y se extirpan ambas. Este desequilibrio puede causar molestias en el cuello y la espalda. Además, la piel donde se extirpó la mama puede sentirse apretada. Los brazos y los músculos del hombro pueden estar rígidos y débiles, pero estos problemas suelen desaparecer. Suele ser habitual que se recomienden ejercicios para ayudar a recuperar el movimiento y la fuerza en el brazo y el hombro. El ejercicio también puede reducir la rigidez y el dolor.

Debido a que los nervios se pueden lesionar o cortar durante la cirugía, se puede presentar entumecimiento y hormigueo en el pecho, las axilas, los hombros y parte superior del brazo. Estos sentimientos generalmente desaparecen en pocas semanas o meses, aunque en algunas mujeres, el entumecimiento no desaparece.

La extracción de los ganglios linfáticos debajo del brazo retarda el flujo del líquido linfático que se puede acumular en su brazo y mano y causar hinchazón. Esta hinchazón se llama linfedema y se puede desarrollar después de la cirugía o meses o incluso años después. Es conveniente proteger el brazo y la mano en el lado tratado del cuerpo de heridas, quemaduras u otras lesiones.

Radioterapia

Este es un tratamiento que utiliza la alta energía de los rayos X u otros tipos de radiación para eliminar células cancerosas. Las pacientes con cáncer sometidas a tratamiento de radiación, pueden tomar un poco de vino tinto antes del tratamiento, pues parece ser que ayuda a limitar los efectos tóxicos de la radioterapia. Las mujeres que tienen cáncer de mama en el lado izquierdo del cuerpo y que son tratadas con radioterapia tienen un mayor riesgo de desarrollar estrechamiento de las arterias que conducen al corazón, lo que aumenta el riesgo de enfermedad cardiaca.

La radioterapia usa rayos de alta energía para eliminar células cancerosas. Afecta a las células sólo en la parte del cuerpo que es tratada y puede ser utilizada después de la cirugía para destruir las células de cáncer de mama que se mantienen en la zona.

Hay dos tipos de radioterapia para tratar el cáncer de mama y algunas mujeres reciben ambos tipos:

Radioterapia externa:

La radiación proviene de una máquina grande fuera del cuerpo y se aplica en el hospital. Los tratamientos son generalmente 5 días a la semana durante 4 a 6 semanas. La radiación externa es el tipo más común de cáncer de mama.

Radioterapia interna:

Denominada también como terapia de radiación de implante o braquiterapia, consiste en colocar uno o más tubos delgados dentro de la mama a través de una pequeña incisión. Una sustancia radiactiva se carga en el tubo. La sesión de tratamiento puede durar unos minutos, y la sustancia se elimina. Cuando se retira, no hay radiactividad que permanezca en el cuerpo. La radioterapia interna se puede repetir todos los días durante una semana.

Los efectos secundarios dependen principalmente de la dosis y el tipo de radiación. Es común que la piel en el área tratada se ponga roja, seca, sensible y con comezón. El seno puede sentirse pesado y apretado. La radioterapia interna puede hacer que el pecho adquiera color rojo y de aspecto magullado. Estos problemas suelen desaparecer con el tiempo. La terapia de radiación en el pecho puede dañar los pulmones o el corazón. Además, puede cambiar el tamaño de sus senos y la forma en que se ven.

Cuidados posteriores

Los sujetadores y la ropa apretada pueden frotar la piel y causar dolor. Es posible que necesite usar ropa suelta de algodón durante este tiempo.

El cuidado de la piel suave también es importante. Hay que consultar con el médico antes de usar cualquier desodorante, loción o cremas en el área tratada. Hacia el final del tratamiento, la piel puede humedecerse. La exposición de esta área al aire tanto como sea posible puede ayudar a sanar la piel. Después de que termine el tratamiento, la piel poco a poco va a sanar, sin embargo, puede haber un cambio duradero en el color de su piel.

Es probable que se sienta muy cansada durante la radioterapia, especialmente en las últimas semanas del tratamiento. El descanso es importante, pero los médicos suelen aconsejar a las pacientes que traten de mantenerse activas, a menos que ello cause dolor u otros problemas.

Tratamiento farmacológico

El tamoxifeno y otros fármacos utilizados para ayudar a prevenir el cáncer de mama en mujeres con alto riesgo de la enfermedad, conllevan sus propios riesgos potenciales para la salud. Para las mujeres con una historia familiar cercana a la enfermedad, los médicos a veces recetan tamoxifeno, raloxifeno o tibolona para ayudar a reducir el riesgo de contraer la enfermedad. Para comprobar los beneficios y los daños de estos fármacos para prevenir el cáncer de mama, los investigadores revisaron ocho estudios clínicos pertinentes. Los tres fármacos fueron eficaces para reducir el riesgo de cáncer de mama y en comparación con el placebo, el tamoxifeno redujo un 30% el riesgo, el raloxifeno un 56% y la tibolona un 68%. Esto equivale a entre 7 y 10 casos menos de cáncer de mama por cada 1.000 mujeres por año. Sin embargo, el tamoxifeno y el raloxifeno aumentan el riesgo de coágulos de sangre, el tamoxifeno sube el riesgo de cáncer de endometrio, y la tibolona aumenta el riesgo de accidente cerebrovascular.

El popular fármaco antidepresivo Paxil puede interferir con los tratamientos de cáncer de mama, por lo que las pacientes están más propensas a recaer y morir.

Terapia hormonal

La terapia hormonal también puede ser llamada anti-tratamiento con hormonas. Si las pruebas de laboratorio muestran que el tumor en el seno tiene receptores de hormonas, la terapia hormonal puede ser una opción. Esta terapia impide que las células cancerosas obtengan o usen las hormonas naturales (estrógeno y progesterona) que necesitan para crecer.

Opciones antes de la menopausia

Tamoxifeno:

Esta droga puede prevenir que el cáncer de seno original regrese y ayuda también a prevenir el desarrollo de nuevos cánceres en la otra mama. Como tratamiento para el cáncer de mama metastásico, el tamoxifeno reduce o detiene el crecimiento de células cancerosas que se encuentran en el cuerpo. Es una pastilla que se toma todos los días durante 5 años.

En general, los efectos secundarios del tamoxifeno son similares a algunos de los síntomas de la menopausia. Los más comunes son los sofocos y la secreción vaginal. Otros son períodos menstruales irregulares, debilitamiento de los huesos, dolores de cabeza, fatiga, náuseas, vómitos, sequedad vaginal o picazón, irritación de la piel alrededor de la vagina y ronchas en la piel. Los efectos secundarios graves son raros, pero incluyen coágulos de sangre, derrames cerebrales, cáncer de útero, y cataratas.

Agonista LH-RH:

Este tipo de medicamento puede evitar que los ovarios produzcan estrógenos de forma gradual. Algunos ejemplos son el leuproline y la goserelina. Puede ser administrado mediante una inyección bajo la piel en el área del estómago. Los efectos secundarios incluyen sofocos, dolores de cabeza, aumento de peso, adelgazamiento y dolor de los huesos.

Cirugía para extirpar los ovarios:

Hasta que no pasan la menopausia, los ovarios son la fuente principal del cuerpo de los estrógenos. Cuando se extirpan los ovarios, esta fuente de estrógenos también se elimina. Una mujer que ha pasado por la menopausia no se beneficiaría de este tipo de cirugía porque sus ovarios producen muchos menos estrógenos. Cuando se extirpan los ovarios, la menopausia ocurre de inmediato y los efectos secundarios suelen ser más graves que los causados por la menopausia natural.

Opciones después de la menopausia

Inhibidor de la aromatasa:

Este tipo de medicamento impide que el cuerpo produzca una forma de estrógeno, el estradiol. Ejemplos de ello son anastrozol, exemestano, exemestano y letrozol. Los efectos secundarios comunes incluyen sofocos, náuseas, vómitos, y dolores de huesos o articulaciones. Los efectos secundarios graves incluyen adelgazamiento de los huesos y un aumento en el colesterol.

Tamoxifeno:

La terapia hormonal se administra por lo menos 5 años. Las mujeres que han pasado por la menopausia reciben tamoxifeno durante 2 a 5 años. Si el tamoxifeno se da menos de 5 años, entonces se da un inhibidor de la aromatasa para completar los 5 años. Algunas mujeres tienen la terapia hormonal durante más de 5 años.

Quimioterapia:

La quimioterapia utiliza medicamentos para destruir las células cancerosas. Se administran generalmente por vía intravenosa o en forma de píldora. Habitualmente se hace una combinación de fármacos y en ocasiones hay que permanecer en el hospital.

Los efectos secundarios dependen principalmente de los fármacos que se administran y cuánto. La quimioterapia mata las células de crecimiento rápido del cáncer, pero los medicamentos también pueden dañar las células normales que se dividen rápidamente, como por ejemplo:

Células de la sangre: Cuando los medicamentos bajan los niveles de las células sanguíneas sanas, la paciente está más propensa a contraer infecciones, hematomas o sangrar con facilidad, y sentirse muy débil y cansada. Si los niveles son bajos, es posible que haya que suspender la quimioterapia por un tiempo o reducir la dosis de la droga. También hay medicamentos que pueden ayudar al cuerpo a producir nuevas células sanguíneas.

Células en las raíces del pelo: La quimioterapia puede causar pérdida de cabello. Si es así, volverá a crecer después del tratamiento, pero el color y la textura pueden quedar modificados.

Células que revisten el tracto digestivo: La quimioterapia puede causar falta de apetito, náuseas y vómitos, diarrea, o llagas en la boca y los labios.

Algunos medicamentos usados para el cáncer de mama pueden causar hormigueo o entumecimiento en las manos o los pies. Este problema suele desaparecer después de que el tratamiento ha terminado. Otros problemas pueden continuar. Por ejemplo, algunos de los fármacos utilizados para el cáncer de mama pueden debilitar el corazón. Un efecto secundario raro de la quimioterapia es que años después del tratamiento, algunas mujeres han desarrollado leucemia (cáncer de las células de la sangre).

Algunos medicamentos contra el cáncer pueden dañar los ovarios. Si la paciente no ha pasado la menopausia, puede tener sofocos y sequedad vaginal. Los períodos menstruales ya no pueden ser normales o pueden detenerse. Suele declararse infertilidad y para las mujeres mayores de 35 años, este daño a los ovarios es probable que sea permanente.

Una mujer fértil puede ser capaz de quedar embarazada durante la quimioterapia. Antes de comenzar el tratamiento, hay que hablar con el médico acerca de control de la natalidad debido a que muchos fármacos administrados durante el primer trimestre se sabe que causan defectos en el bebé.

Terapia dirigida

Algunas mujeres con cáncer de mama pueden recibir medicamentos llamados terapia dirigida que emplea fármacos que bloquean el crecimiento de las células de cáncer de mama. Por ejemplo, la terapia dirigida puede bloquear la acción de una proteína anormal (tales como HER2) que estimula el crecimiento de células de cáncer de mama.

Estos son los medicamentos empleados:

Trastuzumab: Se administra por vía intravenosa, solo o con quimioterapia. Los efectos secundarios que produce con mayor frecuencia durante el primer tratamiento incluyen fiebre y escalofríos. Otros posibles efectos secundarios incluyen debilidad, náuseas, vómitos, diarrea, dolores de cabeza, dificultad para respirar, y erupciones cutáneas. Estos efectos secundarios son menos severos después del primer tratamiento. También puede causar daño al corazón, insuficiencia cardíaca y problemas respiratorios graves. Antes y durante el tratamiento, el médico debe examinar el corazón y los pulmones.

Lapatinib: Se toma por vía oral y se administra junto con la quimioterapia. Los efectos secundarios incluyen náuseas, vómitos, diarrea, cansancio, úlceras en la boca, y erupciones cutáneas. También puede hacer que se pongan rojas y dolorosas las manos y los pies. Antes del tratamiento, hay que examinar el corazón y el hígado.

Mamografías

No hay pruebas concluyentes que demuestren que las mamografías preventivas sean inocuas.

El ochenta y cinco por ciento de los casos de cáncer de mama se producen después de los 50. El tipo más común es el carcinoma ductal infiltrante, pero los tipos más agresivos son medulares e inflamatorios. Existen riesgos con las mamografías.

Exámenes rutinarios

Los exámenes táctiles no añaden mejores datos que las mamografías. Esto se demostró en una prueba realizada a 62.000 mujeres de 40 años o más. Aunque el examen clínico ayudó a localizar el cáncer en mujeres con tejido mamario denso, la preocupación por tener cáncer y los chequeos obsesivos, es igualmente perjudicial.

Los autoexámenes de los senos no se ha encontrado que sean definitivamente útiles y aumentan el número de resultados falsos positivos. Esto puede dar lugar a pruebas de seguimiento o procedimientos invasivos como las biopsias, lo que lleva a la ansiedad, incomodidad, molestias y gastos médicos adicionales, y la creación psicológica de la enfermedad por alteración en el campo energético.

OPINIONES MÉDICAS CONTRADICTORIAS

"Las mamografías aumentan el riesgo de desarrollar cáncer de mama y de propagación o metástasis de un crecimiento existente", dice el Dr. Charles B. Simone, un antiguo socio en la clínica de inmunología y farmacología en la Instituto Nacional del Cáncer. "Además, la mamografía ofrece falsos informes de tumores entre un 5 y un 15 por ciento del tiempo. Los resultados falsos positivos hacen que las mujeres vuelvan a ser re-expuestas a los rayos X adicionales y crean un ambiente de mayor estrés.

Según Ralph W. Moss, "La terapia convencional contra el cáncer es tan tóxica y deshumanizante que es más temible que lo que se teme a la propia muerte. Sabemos que la terapia convencional no funciona, si lo hiciera, nadie tendría más miedo al cáncer de lo que temen a la neumonía. Es la absoluta falta de certeza en cuanto a los resultados del tratamiento convencional, lo que pide a gritos más libertad de elección en el ámbito de la terapia del cáncer. Sin embargo, la mayoría de las terapias alternativas, independientemente de los beneficios potenciales o probados, están fuera de la ley, lo que obliga a los pacientes a someterse a las terapias agresivas, porque no hay otra opción."

La doctora Linda Page, dice: "De las mujeres en la menopausia hoy en día, aproximadamente la mitad inician un reemplazo con hormonas sintéticas, pero al menos la mitad de las que las utilizan renuncian a ella a causa de los efectos secundarios o el temor del riesgo de cáncer La amenaza de cáncer de mama y de útero es aumentada dramáticamente con la hormona tiroidea TRH."

Un equipo australiano de la Universidad de Queensland, analizó el beneficio de la terapia convencional en mujeres menores de 50 años de edad, y señalaron algunos de los graves efectos negativos de la radiación a la que se exponen durante la mamografía, y la posibilidad de que un tumor existente pueda extenderse debido a la presión ejercida sobre el pecho durante la investigación, y la ansiedad causada por los frecuentes resultados falso-positivos. Los investigadores canadienses señalan que un resultado falso-positivo no sólo puede producir un gran estrés que desequilibre la armonía celular, sino que también puede llevar a biopsias innecesarias y cirugía. También señalan que la mamografía proporciona así una falsa sensación de seguridad.

La mamografía aumenta el riesgo de cáncer y los rayos X y otros tipos de radiación ionizante han sido, durante décadas, una causa probada de casi todos los tipos de mutaciones biológicas. Los rayos X son también una causa establecida de la inestabilidad genómica, a menudo una característica de los cánceres más agresivos. Además, los riesgos de la radiación son aproximadamente cuatro veces mayores para el 1 a 2 por ciento de las mujeres que son portadoras silenciosas de la AT (ataxia-telangiectasia) de genes, lo que según algunos cálculos, ocasionan hasta el 20 por ciento de todos los cánceres de mama diagnosticados cada año.

La práctica de la mamografía plantea riesgos significativos y acumulativos de cáncer de mama, especialmente para las mujeres premenopáusicas. Los diagnósticos falsos positivos son muy comunes –aproximadamente un 89 por ciento- que lleva a muchas mujeres a ser tratadas innecesariamente con la mastectomía, más radiación o la quimioterapia. Desdichadamente, hay casos en que la mamografía puede estar justificada.

Como diagnóstico alternativo está la **imagen térmica,** o la **termografía,** un aparato que crea un mapa digital del cuerpo que muestra los patrones de calor que podrían detectar alguna condición o anormalidad. Se utiliza una cámara de exploración de tipo infrarrojo que mide la temperatura de la superficie corporal, y se presenta como una imagen digitalizada.

Estas imágenes térmicas (termogramas) se analizan para detectar anomalías que pueden ser signos de la enfermedad. Además, puesto que el cuerpo es térmicamente simétrico si hay asimetrías normales, puede indicar problemas.

Además, los termogramas proporcionan:

- Información confiable y precisa para el diagnóstico, tratamiento y pronóstico.

- Datos precisos y objetivos de las medidas exactas de la información térmica.

- Considerables ahorros financieros sobre las investigaciones convencionales.

Y a diferencia de la mayoría de las pruebas de diagnóstico, la termografía:

- No es dolorosa.

- No es invasiva.

- Rápida. Las multi-imágenes suelen realizarse en menos de 15 minutos.

- No tiene ningún contacto con el cuerpo

- No hay compresión de las mamas.

- No emite absolutamente ninguna radiación

Según se publicó en "Los Angeles Times", el 28 de abril 2001, los estudios sobre el cáncer de pecho son un fraude. La eficacia de altas dosis de quimioterapia y los trasplantes de médula ósea en el tratamiento de cáncer de mama metastásico se basan en datos falsos. Un asesor de la FDA instó a rechazar el tamoxifeno para prevenir el cáncer de mama en mujeres sanas, pues lo considera ineficaz y peligroso.

Sobre los sujetadores

El uso de un sujetador por lo menos 14 horas al día tiende a aumentar la hormona prolactina, lo que disminuye la circulación en el tejido de la mama. La disminución de la circulación puede impedir la eliminación natural del cuerpo de líquidos cancerígenos que quedan atrapados en forma de saco, en las glándulas de las mamas y los ganglios linfáticos.

La conexión entre los sujetadores y el desarrollo de cáncer de mama se ha reforzado en un estudio realizado en las Islas Fiyi.

En 1997, el antropólogo médico Sidney Singer comparó la incidencia de cáncer de mama en dos grupos de mujeres en Fiyi. La mitad de las mujeres usaban sostenes y la otra mitad no.

La dieta, el medio ambiente y estilo de vida de ambos grupos eran los mismos. Singer descubrió que quienes usaban sostenes tenían la misma tasa de cáncer de mama que las mujeres estadounidenses. Las que no utilizaban el sujetador prácticamente no tenían cáncer de mama en absoluto.

Sobre la mamografía

El Dr. Peter Gotzsche explicó que había vuelto a analizar los estudios realizados inicialmente de los beneficios de las mamografías y los encontró poco convincentes. Desde entonces, otros médicos han comenzado a afirmar que, además de no ofrecer protección, las mamografías implican la exposición de los pacientes a la radiación y con ello aumentan el riesgo de cáncer. Según algunas autoridades, la compresión de los vasos sanguíneos de los senos en una mamografía puede romperlos y producir que el cáncer se propague a otras partes del cuerpo. También señaló que el trauma sufrido por las mujeres que reciben los falsos positivos de sus mamografías, influye desequilibrando el nivel energético.

Investigadores de la Universidad de Aberdeen, advierten que la fuerza de compresión utilizada para obtener mamografías puede ser un factor que contribuye al cáncer de mama. La norma británica para la fuerza utilizada para comprimir la mama corresponde a la colocación de veinte bolsas de 1 kilogramo de azúcar en cada pecho. Los investigadores temen que esta fuerza puede ser excesiva y suficiente para dislocar y ocasionar la propagación de células cancerosas ya existentes. Los experimentos con animales han demostrado que el número de casos de cáncer puede aumentar un 80% cuando los tumores son manipulados mecánicamente. Un estudio reciente en Malmö, Suecia, encontró que la tasa de mortalidad por cáncer de mama entre las mujeres menores de 55 años fue del 29% más alta en el grupo que se había sometido a mamografías que en el grupo de control.

Según un estudio realizado en 1987 por la Dra. Lana Levi, de la Universidad de California, "La mayoría de las pacientes de cáncer en este país mueren de la quimioterapia".

Prácticamente todos los fármacos quimioterapéuticos son tóxicos e inmunosupresores y son incapaces de distinguir entre células cancerosas y normales, por lo que terminan matando a ambas. La mayoría también causa cánceres secundarios, que pueden aparecer muchos años después del "éxito".

Hace algunos años, un cirujano británico dijo: "Más del 99 por ciento de las mujeres premenopáusicas no tendrán ningún beneficio por examinarse. Incluso para las mujeres mayores de 50 años, solamente se justifican un uno por ciento de las biopsias. La densidad de la mama en mujeres más jóvenes es un procedimiento más fiable que la mamografía. Con esto no quiero decir que las mamografías matan, sino que las mujeres más jóvenes no se benefician con ellas."

El tamizaje mamográfico plantea riesgos significativos y acumulativos de cáncer de mama en mujeres premenopáusicas. La práctica rutinaria de realizar cuatro exposiciones de cada pecho al año provoca aproximadamente 1 rad (dosis de radiación absorbida) en cada exposición, cerca de 1.000 veces mayor que una radiografía de tórax. La mama premenopáusica es muy sensible a la radiación, y cada exposición rad de mama aumenta el riesgo de cáncer en aproximadamente un 1 por ciento, acumulando un 10 por ciento más de riesgo en cada pecho. Estos riesgos son aún mayores para las mujeres jóvenes.

CAPÍTULO 8

DESPUÉS DEL TRATAMIENTO CONVENCIONAL

Supervivencia post-quirúrgica y tratamiento

Las pacientes más jóvenes con cáncer de mama parecen sufrir efectos secundarios más graves con la quimioterapia de lo que se pensaba. Aproximadamente, una de cada seis de esas mujeres termina en la sala de urgencias u hospitalizadas debido a efectos secundarios tales como infección, recuentos sanguíneos bajos, deshidratación o náuseas.

Las mujeres posmenopáusicas que han sobrevivido al cáncer de mama se enfrentan a un riesgo superior de osteoporosis Los inhibidores de la aromatasa, que se utilizan para suprimir los estrógenos en mujeres cuyos tumores son dependientes, se han asociado con cambios en la densidad mineral ósea.

Las mujeres que sobreviven a un cáncer de mama tienen un riesgo mayor de desarrollar cáncer de pulmón, estómago y colon, entre otros. El elevado riesgo de otros tipos de cáncer podría deberse a que el tratamiento contra el cáncer de mama daña las defensas orgánicas, o tal vez a una predisposición genética.

Las mujeres que desarrollan hinchazón del brazo después de la cirugía para el cáncer de mama -conocida como linfedema-, logran importantes beneficios participando en un programa de levantamiento de pesas lenta y progresivamente.

Las mujeres que buscan ayuda de los síntomas de la menopausia como la disminución del deseo sexual, utilizando testosterona y estrógenos, tienen un mayor riesgo de cáncer de mama que con estrógenos solos.

Aproximadamente la tercera parte de las mujeres tratadas por cáncer de mama experimentan fatiga durante los primeros cinco años después del tratamiento, y en cerca de dos tercios de las personas, el cansancio persiste.

Reconstrucción mamaria

Algunas mujeres que planean tener una mastectomía deciden hacerse la reconstrucción del pecho. Otras prefieren usar una forma artificial de seno (prótesis) dentro de su sujetador y algunas deciden no hacer nada después de la cirugía. Todas estas opciones tienen ventajas y desventajas. Lo que es adecuado para una mujer puede no serlo para otra. Lo que es importante es que casi todas las mujeres tratadas por cáncer de mama tienen opciones.

La reconstrucción del pecho se puede realizar al mismo tiempo que la mastectomía, o más adelante. Si la radioterapia es parte del plan de tratamiento, algunos médicos sugieren esperar hasta después de la radioterapia.

Hay muchas maneras para que un cirujano para reconstruir el seno. Algunas mujeres deciden someterse a los implantes mamarios, que están llenos con solución salina o gel de silicona. También puede tener la reconstrucción mamaria con tejido que el cirujano plástico elimina de otra parte de su cuerpo. La piel, músculos y grasa pueden venir de la parte inferior del abdomen, la espalda o las nalgas. El cirujano usa este tejido para crear una forma del seno.

El tipo de reconstrucción que es mejor depende de la edad, tipo de cuerpo, y el tipo de cirugía para el cáncer. El cirujano plástico puede explicar los riesgos y beneficios de cada tipo de reconstrucción.

Nutrición y Actividad Física

Es importante cuidarse muy bien, durante y después del tratamiento del cáncer. Esto incluye comer bien y mantenerse tan activo como sea posible, lo que ayuda a sentirse mejor y a tener más energía. En otro capítulo le diremos las opciones de la alimentación natural y saludable.

A veces, especialmente durante o poco después del tratamiento, es posible que no tenga ganas de comer, quizá por tristeza o cansancio. También es posible que los alimentos no sepan tan bien como antes. Además, los efectos secundarios del tratamiento (por ejemplo, falta de apetito, náuseas, vómitos, o ampollas en la boca), pueden hacer que sea difícil comer bien. Por otro lado, algunas mujeres tratadas por cáncer de mama pueden tener un problema con el aumento de peso.

Muchas mujeres descubren que se sienten mejor cuando se mantienen activas. Caminar, hacer yoga, Tai chi, natación y otras actividades pueden mantenerle fuerte y aumentar su energía. El ejercicio puede reducir las náuseas y el dolor y hacer que el tratamiento sea más fácil de sobrellevar. También puede ayudar a aliviar el estrés.

Cuidados de seguimiento

Suelen ser necesarios exámenes regulares después del tratamiento para el cáncer de mama. Estos exámenes ayudan a asegurar que cualquier cambio en la salud se puede identificar y tratar, si es necesario. Además, los exámenes ayudan a detectar problemas de salud que pueden requerir tratamiento.

Es importante comunicar al médico cualquier problema de salud, tales como dolor, pérdida de apetito o de peso, cambios en los ciclos menstruales, sangrado vaginal inusual, o visión borrosa. También si se dan dolores de cabeza, mareos, falta de aliento, tos o ronquera, dolores de espalda o problemas digestivos que parecen inusuales o que no desaparecen. Estos problemas pueden surgir meses o años después del tratamiento. Es posible que el cáncer se haya curado, pero también pueden ser síntomas de otros problemas de salud.

Los exámenes por lo general incluyen un examen del cuello, las axilas, el pecho y en los pechos, así como una analítica de sangre en el que se incluyan los niveles hormonales.

Fuentes de apoyo psicológico

Enterarse de que hay cáncer de seno puede cambiar la vida y las vidas de las personas cercanas. Es normal para el enfermo, la familia y los amigos que se necesite ayuda para vivir con los sentimientos nuevos.

Las preocupaciones acerca de los tratamientos y el control de los efectos secundarios, las estancias hospitalarias y los gastos médicos son comunes. Pero la vida sigue y la enferma también debe seguir preocupándose por el cuidado de su familia, de conservar su trabajo o continuar sus actividades diarias.

Varias organizaciones ofrecen programas especiales para mujeres con cáncer de mama y quienes han tenido la enfermedad suelen servir como voluntarias capacitadas y hablar o visitar a las mujeres que tienen cáncer de mama, proporcionando información y prestando apoyo emocional. A menudo comparten sus experiencias con el tratamiento del cáncer de mama, la reconstrucción mamaria, y la recuperación.

Suele sentirse miedo de que los cambios en el cuerpo vayan a afectar no sólo a cómo se ven, sino también a cómo otras personas las ven. Es posible que se preocupen de cómo el cáncer de mama y su tratamiento afectará a las relaciones sexuales. Muchas parejas encuentran que les ayuda a hablar de sus preocupaciones y algunas personas encuentran que el asesoramiento o el grupo de parejas de apoyo pueden ser útiles.

Los grupos de apoyo también pueden ayudar. En estos grupos, las mujeres con cáncer de mama o sus familiares se reúnen con otros pacientes o sus familias para compartir lo que han aprendido sobre cómo afrontar la enfermedad y los efectos del tratamiento. Los grupos pueden ofrecer apoyo en persona, por teléfono o en Internet. Sin embargo, tenga en cuenta que cada mujer es diferente. La forma en la que ayudamos a una mujer con cáncer puede no ser adecuada para otra.

Participación en la investigación del cáncer

La investigación del cáncer ha llevado a un progreso real en la prevención, detección y tratamiento del cáncer de mama. Continuamente hay nuevas investigaciones tanto en la medicina convencional como en la medicina natural, para tratar con éxito la enfermedad

El enfermo puede participar voluntariamente en las investigaciones, asumiendo los riesgos del nuevo tratamiento. Incluso si las personas en el estudio no se benefician directamente, aún pueden hacer una contribución importante al ayudar a los médicos a aprender más sobre el cáncer de mama y cómo controlarlo.

Entre las nuevas opciones convencionales están:

Radioterapia: En las mujeres con cáncer de mama reciente que han tenido una tumorectomía, los médicos están comparando la eficacia de la radioterapia estándar dirigida a toda la mama a la de la radioterapia dirigida a una parte más pequeña de la mama.

Quimioterapia y terapia dirigida:

Los investigadores están probando nuevos medicamentos contra el cáncer y las dosis, y están buscando nuevas combinaciones de fármacos antes de la cirugía. También están estudiando nuevas formas de combinar la quimioterapia con terapia dirigida, terapia hormonal o radioterapia. Además, están estudiando las pruebas de laboratorio que pueden predecir si una mujer podría ser ayudada por la quimioterapia.

Terapia hormonal: Se están probando varios tipos de terapia hormonal, incluyendo los inhibidores de la aromatasa y si la terapia hormonal antes de la cirugía puede ayudar a reducir el tumor.

Cuidados de apoyo: Se están buscando formas de disminuir los efectos secundarios del tratamiento, como el linfedema después de la cirugía.

CAPÍTULO 9

TRATAMIENTO NATURAL

El tratamiento natural tiene su mejor opción en la prevención del cáncer de mama y cuando existan factores de riesgo. Una vez declarado, podrá considerarse un buen coadyuvante de la terapia convencional, e incluso como una única terapia en caso de metástasis o deterioro orgánico general.

Después del tratamiento del cáncer de mama, la terapia nutricional y la terapia natural permiten mejorías significativas, lo mismo que mantenerse delgadas. También se emplean los suplementos de **hierro** para mejorar la calidad de vida, así como fortalecer el cuerpo mediante el **ejercicio físico**. La actividad física aumenta las posibilidades de una mujer de sobrevivir al cáncer de mama.

ÁCIDOS GRASOS OMEGA 3 y 6

Se cree que hay una falta de oxígeno en las células sanas debido a una cantidad excepcionalmente alta de tejido graso. La membrana de una célula típica del tejido muscular contiene la mitad de grasa y alrededor de un tercio de ácidos grasos esenciales (cedentes de oxígeno). Sin embargo, el tejido adiposo como el de la mama contiene áreas de concentración de 80-95% de grasa. Estos componentes grasos de los tejidos del seno requieren y deben tener altas concentraciones de EPT, pero a causa de procesamiento moderno de alimentos que no lo hacen. Dado que órganos importantes como el cerebro, el corazón, los pulmones y los riñones necesitan ácidos grasos esenciales con carácter prioritario, no pueden ser suficientes los existentes para garantizar que el tejido mamario reciba una cantidad adecuada de ácidos grasos esenciales.

En un estudio sobre la ingesta de omega-6, se demostró que el grupo con la menor ingesta de ácido linoleico (omega-6) mostraron la mayor incidencia de cáncer de mama. Se encuentra en el aceite de cártamo, aceite de onagra y borraja, el aceite de girasol, soja, maíz, sésamo, cacahuete y palma entre otros.

Los investigadores evaluaron la hipótesis de que las grasas omega-3 también protegen contra el cáncer de mama. Se examinó la composición de la grasa de cerca de 250 pacientes con carcinoma invasivo de mama no metastásico y de 88 pacientes con enfermedad benigna de mama en el centro de Francia. Su investigación fue bastante sorprendente y mostraron una relación inequívoca entre los ácidos grasos omega 6:03 relación. Cuanto menor sea la proporción menor será el riesgo de cáncer de mama.

Las necesidades de ácidos grasos esenciales Omega 3 y 6 pueden verse aumentadas en situaciones de elevadas tasas de división celular. Esta situación puede ser fisiológica (como en la infancia) o patológica (como en procesos cancerígenos, inflamatorios o de reparación celular tras heridas). Además, pueden verse desplazados competitivamente por ácidos grasos no esenciales como ácidos saturados o monoinsaturados, en *trans* de ácidos grasos insaturados, de tal forma que un elevado consumo de estos ácidos grasos no esenciales en la dieta puede conducir a un aumento de las necesidades de los ácidos grasos poliinsaturados esenciales. Existe un sustancial consumo en los países occidentales de estos isómeros en posición *trans*, generados en el procesamiento de aceites vegetales.

Factores que limitan su absorción

La carencia de vitaminas B6, B3 y C, así como de magnesio o zinc, puede dificultar la absorción y biodisponibilidad de los ácidos grasos Omega 3 presentes en la dieta. Además, limita su aprovechamiento la presencia simultánea de grasas saturadas.

Interacciones con otros nutrientes

La vitamina E protege a los ácidos grasos Omega 3 contra la oxidación, evitando así la producción de radicales libres.

Presencia

Los ácidos grasos Omega 3 se encuentran en pequeñas cantidades en algunos aceites vegetales, pero su fuente principal son los animales marinos (pescado azul y marisco) y en menor medida, las nueces.

El **aceite de pescado azul** puede ser beneficioso. En un estudio realizado con más de 35.000 mujeres posmenopáusicas, las que utilizaban regularmente los suplementos de aceite de pescado eran un tercio menos propensas que las no usuarias a desarrollar cáncer de mama durante los próximos seis años.

Aceite de Onagra

El aceite de onagra o prímula tiene la capacidad de inhibir el oncogén Her-2 en células cancerosas humanas. Este oncogén está relacionado con la aparición y el comportamiento especialmente agresivo de los cánceres de mama, ovario y estómago. En pruebas de laboratorio no sólo suprime un gen del cáncer de mama, sino que también amplifica los efectos de medicamentos como el trastuzumab. Su componente principal, el ácido gamma-linolénico (GLA) inhibe la acción de este gen responsable de aproximadamente el 30 por ciento de los cánceres de mama.

Los pacientes con el mutante oncogen Her-2/neu tienen tumores agresivos y el GLA redujo los niveles de proteína producida por el gen que promueve el crecimiento del tumor.

CARENCIA DE YODO

El yodo está relacionado de alguna manera con al menos 100 procesos enzimáticos controlados por el tiroides, entre ellos:

- Controlar la energía metabólica de las células.
- Participar en el crecimiento estatural de los niños.
- Favorecer el desarrollo intelectual y afectivo.
- Actuar sobre el metabolismo de las grasas de manera definitiva.
- Controlar todos los procesos de asimilación y utilización de los minerales y el agua.
- Favorecer el crecimiento sano de la piel, los cabellos y las uñas.
- Actuar sobre el sistema circulatorio.
- Trabajar en conjunto con el resto de las glándulas endocrinas, especialmente la hipófisis y las gónadas.
- Actuar sobre el sistema neuromuscular.
- Activar la síntesis de la melanina.
- Facilitar la conversión de los carotenos en vitamina A.
- Participa en el metabolismo de las proteínas y los carbohidratos.
- Estimula la síntesis del colesterol.

El yodo una vez que es atrapado por el tiroides se incorpora rápidamente al aminoácido Tirosina por un proceso de oxidación. El acoplamiento de una o dos moléculas de yodo a la Tirosina produce la Monoyodotirosina o Diyodotirosina dando origen a la hormona Tiroxina y Triyodotironina. Todos estos elementos se combinan y se conjugan en un producto más complejo que es la Tiroglobulina. La Tiroglobulina es el autentico almacén de hormonas tiroideas en el tiroides y a partir de ella, por hidrólisis, se formarán la T4 y la T3 que pasan a la sangre, como hormonas tiroideas.

La hormona tiroidea controla la función del tejido conectivo y este tejido constituye una barrera estructural biológica para la diseminación del cáncer. El cáncer diseminado a órganos distantes sólo se desarrolla en el tejido conectivo de los órganos. Si el nivel de hormona tiroidea en el tejido conectivo es lo suficientemente alto, el tejido conectivo llevará a cabo sus funciones normales de defensa no permitiendo que las células cancerosas entren en él y se desarrollen.

VITAMINA D3

Funciones orgánicas

Está muy relacionada con el metabolismo del calcio y del fósforo, siendo indispensable para el crecimiento óseo y dental. Parece ser que su principal función es aumentar la absorción intestinal de estos dos minerales, aunque también tiene un efecto directo sobre la calcificación al aumentar el depósito de fosfato cálcico en los huesos. Así mismo, aumenta la filtración de fosfatos en los riñones y se cree que actúa sobre la fosfatasa alcalina.

De una manera resumida podemos decir que la vitamina D favorece el transporte del calcio y el fósforo a nivel intestinal, estimula la mineralización en los huesos promoviendo la biosíntesis y la maduración del colágeno. Moviliza el calcio hacia el compartimiento líquido del hueso, de una manera similar a la PTH (hormona paratiroidea), manteniendo la integridad muscular mediante la transferencia de calcio y fósforo. También inhibe la secreción de la hormona PTH y posee cierta **actividad antitumoral** a través del sistema linfomedular.

Si los niveles de vitamina D3 entre las poblaciones en todo el mundo se incrementasen, 600.000 casos de cáncer de mama y de colon podrían evitarse cada año, de acuerdo con investigadores del Centro del Cáncer de la Universidad de California en San Diego. Los investigadores estiman que 250.000 casos de cáncer colorrectal y 350.000 casos de cáncer de mama se evitarían en todo el mundo por el aumento de la ingesta de vitamina D3, especialmente en los países del norte del ecuador. Se cree que podría ayudar a prevenir hasta 16 tipos diferentes de cáncer, incluyendo el de páncreas, pulmón, mama, ovario, próstata y cáncer de colon. Además, los niveles óptimos de vitamina D3 también son conocidos por influir positivamente en las siguientes enfermedades: enfermedad cardíaca, diabetes, enfermedad inflamatoria intestinal, artritis reumatoide, esclerosis múltiple y osteoporosis.

La **vitamina D** puede reducir el riesgo de cáncer de mama al inhibir la proliferación celular y promover la apoptosis y la diferenciación de las células en el tejido del tumor de mama. Los resultados de los estudios analíticos de la exposición a la luz del sol y la ingesta alimentaria en general apoyan un papel modesto protector de la vitamina D, por lo menos en algunos subgrupos de la población. Se sugiere tomar entre 400 y 2.000 UI al día, dependiendo de la cantidad de sol que reciban. Se necesita, no obstante, el aporte alimentario de vitamina D que se encuentra en el salmón, atún, bacalao, caballa, ostras, yema de huevo o yogur.

Los niveles de vitamina D se pueden optimizar tomando el sol apenas 15 minutos al día.

FACTORES DE TRANSFERENCIA

El "factor de transferencia" es una sustancia producida y secretada por el funcionamiento de los linfocitos en la inmunidad celular y que, tras su incorporación a un linfocito que no se ha sensibilizado, le confiere la misma especificidad inmunológica. Dado que no ha sido posible identificar esta sustancia, se acuñó el término "factor de transferencia" para describirlo.

Los factores de transferencia no son específicos de ninguna especie y por lo tanto pueden ser extraídos de cualquier mamífero y, a continuación se da a otro mamífero con la misma eficacia.

Los resultados de un estudio independiente realizado en la Academia Rusa de Ciencias Médicas demostraron de manera concluyente que los factores de transferencia impulsan un aumento del 437 por ciento en la respuesta del sistema inmunitario normal.

FITOPLANCTON MARINO

El fitoplancton es el responsable original de la presencia de oxígeno en la atmósfera y contiene casi todos los elementos de la cadena alimentaria de los ecosistemas acuáticos, proporcionando las materias primas para producir nuevas células. Se trata de uno de los alimentos más densos nutricionalmente al contener una amplia gama de oligoelementos, aminoácidos, vitaminas, minerales, clorofila, enzimas y materiales celulares. Sus antioxidantes y polisacáridos únicos pueden detener las mutaciones genéticas que conducen al cáncer.

Plantas medicinales

UÑA DE GATO *(Uncaria tomentosa)*

Usos medicinales:

Inflamaciones en general, artritis reumatoide, cistitis, úlceras gástricas. Infecciones víricas, enfermedades autoinmunes. Se le reconocen, especialmente, importantes acciones sobre el sistema inmunitario y en el aumento de los leucocitos. Los últimos estudios demuestran efectos benéficos en la mitosis celular y retrasa o impide la implantación de células tumorales.

Otros usos:

Cáncer, especialmente en presencia o riesgo de metástasis. Herpes, envejecimiento. Se le han encontrado efectos intensos en la mejora del Alzheimer, especialmente unida al Ginkgo Biloba y al Romero.

CÚRCUMA

La cúrcuma se encuentra en el curry, lo mismo que el jengibre.

Usos medicinales:

Tiene propiedades contra el cáncer.

Se emplea como tónico estomacal pues estimula la producción de jugos gástricos, siendo adecuado para abrir el apetito y en la hipoclorhidria. Es colagoga, carminativa y reduce el colesterol. Es un potente antiinflamatorio.

Toxicidad:

Tiene efecto anticoagulante.

CIMIFUGA *(cimicifuga racemosa)*

La raíz de cohosh negro es un suplemento adecuado para el tratamiento de la menopausia.

También conocida como raíz de culebra, bugbane y malezas sonajero, procede del este de América del Norte, e históricamente ha sido utilizada por los nativos americanos para una variedad de afecciones de las mujeres y la hipertrofia de próstata. El cohosh negro contiene fitoestrógenos, aunque los estudios realizados han mostrado resultados inconsistentes para reducir los sofocos en mujeres posmenopáusicas. Sin embargo, las mujeres que usan una combinación de remedios herbarios (cohosh negro, ginkgo y soja) se han mostrado satisfechas, lo mismo que con el uso de la hierba de San Juan (hipérico).

Usos medicinales:

Esta hierba tiene ciertos compuestos que matan al receptor de estrógeno positivo MCF-7, así como al receptor de estrógeno negativo MDA-MB231, induciendo a la apoptosis celular, especialmente en el cáncer de mama.

Los fitoestrógenos ayudan al cuerpo en el equilibrio hormonal. Estos síntomas incluyen lapsos de memoria, depresión, sudores nocturnos y bochornos.

GINSENG *(Panax quinquefolium)*

Usos medicinales:

Estimulante nervioso, hormonal y muscular, así como hipoglucemiante ligero, antiespasmódico y afrodisíaco. Se emplea con éxito en los decaimientos, agotamiento nervioso, estrés, fatiga intelectual, mala memoria y riego sanguíneo cerebral disminuido. También para corregir los problemas nerviosos y hormonales de la menopausia, para aumentar las defensas inespecíficas, en la disminución prematura de la potencia sexual, como regulador de la presión sanguínea y en las diabetes no estabilizadas.

Otros usos:

El Ginseng se ha asociado con una mayor supervivencia en mujeres con cáncer de mama y conduce a una mejor calidad de vida después del tratamiento.

KALANCHOE

La *Kalanchoe pinnata* tiene muchos nombres en todo el mundo y la podemos encontrar bajo la denominación de Planta de Aire, Planta de la Vida o Hoja milagrosa, además de Katakataka, Pather Chat o Paan futti, entre otros.

Es rica en alcaloides, triterpenos, glicósidos, flavonoides, esteroides y lípidos. Las hojas contienen un grupo de elementos químicos llamados bufadienolides que son muy activos y han despertado el interés de los científicos.

Usos medicinales:

Cinco bufadienolides aislados de las hojas fueron examinados por sus efectos inhibitorios sobre el virus de Epstein-Barr. Se encontró que los bufadienolides mostraron una actividad inhibitoria, especialmente el bryophyllin. El Bryophyllin C y el bersaldegenin fueron menos activos. Estos resultados sugieren que los bufadienolides poseen un fuerte potencial contra ciertos tipos de cáncer, superior a los agentes quimiopreventivos.

La evaluación citotóxica mostró que todos los bufadienolides naturales y sus derivados exhiben actividad de moderada a fuerte contra cepas de cáncer humanas sin ocasionar hemólisis de los eritrocitos.

Según un estudio realizado en China, se encontró que estos compuestos (bufalín, bufotalin y gamabufotalin), miembros clave de bufadienolides aislados a partir de plantas medicinales, potenciaban significativamente las células humanas sanas en el cáncer de mama y ocasionaban la inducción a la apoptosis de las malignas. La investigación demostró también que el bufalín fue uno de los más eficaces. Los resultados confirman que por primera vez existen fuertes evidencias de que los compuestos bufadienolides tienen un excelente potencial para el tratamiento del cáncer.

En el sistema inmunitario:

Además de su acción antiinflamatoria, se le han atribuido acciones como inmunomodulador y efecto inmunosupresor documentado por varios estudios científicos. En varios estudios *in vivo* e *in vitro*, los investigadores informaron que los extractos de la hoja y/o el zumo, suprimen diversas reacciones inmunes, incluyendo aquellas que desencadenan una respuesta inflamatoria, así como una respuesta en la secreción de histamina.

GUANÁBANA (Graviola) *Annona muricata*

Este árbol, que alcanza entre 8 y 12 metros de altura, posee una corona poco ramificada, hojas similares al laurel, flores oblongas con sépalos y pétalos de color verde y amarillo.

La fruta comestible de este árbol es de color verde oscuro, cubierta de espinas suaves, cáscara muy delgada y una pulpa blanca, cremosa, carnosa, jugosa y ligeramente ácida, de un peso medio de 2,5 kg.

Acción sobre el cáncer:

Un importante estudio realizado por el Instituto Nacional del Cáncer en 1976, se centró en los fitoquímicos acetogeninas annonaceous (anonacina). Además, la guanábana es 10.000 veces más eficaz en matar las células del cáncer de colon que la quimioterapia según otros estudios.

Existen diversos estudios sobre la anonacina, realizados *in vitro* o *in vivo* en animales, que no se han extendido a los humanos, por lo que su eficacia real no está comprobada. En una investigación *in vitro* realizada en conjunto por dos universidades peruanas, se demostró que el extracto etanólico de hojas de annona muricata tienen un efecto citotóxico sobre diversos tipos de cáncer.

Toxicidad: Dosis altas pueden ocasionar enfermedad de Parkinson.

OTRAS HIERBAS

Se emplean la raíz de **bardana**, raíz de **diente de león**, **cardo mariano** y **trébol rojo** que ayudan a proteger la limpieza del hígado y la sangre.

También los extractos de Ginkgo Biloba, Uña de Gato, arándano, perejil, Boswelia, Andrographics Peniculata y hojas de olivo.

Tés
Essiac Tea (Remedio indio), trébol rojo, verde, jengibre, menta y ginseng.

Especias
Estas especias pueden tener propiedades anti-cancerígenas:

Cardamomo, pimienta de cayena, jengibre, romero, salvia, tomillo, comino y la cúrcuma.

Aromaterapia

Eucalipto, hisopo, bergamota, geranio.

Suplementos naturales

El extracto de **melón amargo** ha demostrado en estudios de laboratorio que es eficaz para combatir las células del cáncer de mama *in vitro*.

GENISTEÍNA

La genisteína, una de las **isoflavonas**, tienen propiedades estrogénicas leves. Puede ser uno de los componentes en la dieta de los asiáticos a base de soja que ayuda a prevenir el cáncer de mama por sus efectos sobre la bioquímica hormonal. La reducción del consumo de calorías por los asiáticos puede ser otra razón para esa tasa más baja. La **genisteína** de soja induce la muerte de las células del cáncer de mama.

La genisteína es un fitoestrógeno (estrógeno presente en las plantas) que se une a los receptores de estrógeno y tiene tanto un efecto estrogénico débil como otro anti-estrogénico.

La genisteína se ha encontrado que mitiga los efectos del cáncer de mama (está presente en la leche de soja), influyendo en la aparición temprana de la pubertad en las niñas.

Los estudios *in vitro* con altas concentraciones de genisteína demuestran que bajo algunas condiciones puede estimular la proliferación celular de células sanas. *In vivo* otros estudios demuestran que inhibe químicamente el cáncer de mama inducido en ratas.

Algunos estudios han encontrado una asociación entre el consumo de la soja y la disminución en el riesgo del cáncer de mama. La evidencia epidemiológica indica que la ingesta de soja puede ser más protectora cuando la exposición ocurre antes de la pubertad.

INDOLE-3-CARBINOL

El indole-3-carbinol que se encuentra en el repollo, ha sido estudiado como posible tratamiento para el cáncer de mama. Se trata de una sustancia que se encuentra en las verduras como el brócoli, las coles de Bruselas, repollo, col, coliflor, col rizada, hojas de mostaza, nabos y colinabos. También se puede producir químicamente.

El indole-3-carbinol se utiliza para la prevención de cáncer de mama, de colon, y otros tipos de cáncer. Los Institutos Nacionales de Salud (NIH) han revisado el indole-3-carbinol como un agente preventivo del cáncer y ahora se está patrocinando en la investigación clínica para la prevención del cáncer de mama.

Se utiliza igualmente para la fibromialgia, los tumores de laringe (papilomatosis laríngea) causados por virus, otros tumores en el tracto respiratorio, el crecimiento de células anormales en el cuello del útero (displasia cervical), y el lupus eritematoso sistémico (LES). Algunas personas usan el indole-3-carbinol para equilibrar los niveles hormonales, mejorar las funciones del intestino e hígado, y para apoyar el sistema inmunológico.

INOSITOL HEXAFOSFATO

El **IP6** (inositol hexaphosphate) tiene *in vivo* e *in vitro* actividad contra el cáncer y es compatible con las células sanas del seno, colon y próstata.

Se trata de un componente de ciertas fibras dietéticas, sobre todo los granos de cereales, legumbres y semillas con alto contenido de aceite. Muchos investigadores creen que algunos de los beneficios para la salud de esta fibra puede ser debido a un antioxidante que ofrece mejoras inmunes y cardiovasculares. La investigación ha permitido demostrar que *in vitro* y en animales, tiene importantes efectos reguladores del sistema inmune y favorece el crecimiento de las células sanas de varios tejidos, incluyendo los de colon, mama y próstata. Los pacientes que reciben quimioterapia, junto con IP6 e **inositol**, tienen una mejor calidad de vida y son capaces de realizar sus actividades diarias.

En cuanto a su acción específica en el cáncer de mama, sabemos que el IP6 inhibe el crecimiento de células malignas, pero también actúa sinérgicamente con la adriamicina o el tamoxifeno, siendo particularmente eficaz contra las afecciones estrógeno dependientes alfa-negativas y contra las células resistentes a la adriamicina.

En un estudio realizado en pacientes con cáncer de mama invasivo ductal sometidas a poliquimioterapia, el grupo que tomó el IP6 inositol en forma de polvo en una dosis diaria de 6 g, divididos en 2 dosis, no desarrollaron citopenia, la caída en los recuentos de leucocitos y plaquetas. Tampoco se alteraron el recuento de glóbulos rojos y los marcadores tumorales y tuvieron una mejor calidad de vida y fueron capaces de llevar a cabo sus actividades diarias.

MANGOSTÁN

El **mangostán**, es una fruta que posee en la cáscara xantonas que tienen fuertes efectos antiproliferación y puede inducir la apoptosis celular.

No obstante, casi todos los estudios se han realizado en animales y hay poca investigación humana para indicar cómo debe administrarse, si en cápsulas o zumo, y otros posibles beneficios que se logren con ello.

MELATONINA

La melatonina es un suplemento hormonal que se utiliza para dormir, pero al que se le han comprobado efectos antioxidantes y anticancerosos.

La melatonina es una hormona producida en el cerebro por la glándula pineal a partir del aminoácido triptófano. La síntesis y liberación de la melatonina son estimuladas por la oscuridad y la supresión de la luz, lo que sugiere la participación en el ritmo circadiano y la regulación de diversas funciones del cuerpo. Los niveles de melatonina en la sangre son mayores antes de acostarse.

La melatonina posee propiedades antioxidantes, y muchos de los otros usos propuestos tanto terapéuticos como preventivos, se basan en esta propiedad.

La melatonina (3-50 mg) ayuda a bloquear los sitios receptores de estrógenos en las células del cáncer de mama.

REISHI

El Ganoderma lucidum, también conocido como hongo de la hierba, Dios Chi o hierba jalea, procede de China donde se distribuye más ampliamente en la provincia de Jiangxi. Después de 10 años de estudios de farmacología se ha confirmado que el Ganoderma lucidum es útil para el sistema inmune, regular el azúcar en la sangre, controlar la presión arterial, y mejorar los tumores secundarios a la radioterapia y la quimioterapia, así como para las funciones hepáticas y promover el sueño.

MAITAKE

Composición:

Potasio, calcio y magnesio. Vitaminas B2, D2 y niacina. Fibra y aminoácidos. Un inhibidor de alfa glucosidasa, un inhibidor de la enzima ciclo oxigenasa, un inhibidor del factor de crecimiento endotelial vascular VEGF. Lys-N (proteasa). Beta-glucanos 1,6 Beta-glucano, (grifolan). 1,3 Beta-D-glucanos. Beta-glucano ácido. Hetero-Beta-glucano. y Lectina N-acetilgalactosamina-específica ("GFL"). Grifolan.

Usos medicinales:

Cáncer

El Maitake es visto como una alternativa para evitar el avance del cáncer mediante la mejora de la producción de interleucinas y las linfoquinas.

También, en 2009, un estudio llevado a cabo en seres humanos por el centro del Cáncer Memorial Sloan-Kettering, demostraron que era capaz de estimular el sistema inmunológico de los pacientes que sufren de cáncer.

Especialmente en cáncer de pecho, próstata, y cáncer colorectal.

En un estudio clínico no aleatorio, de 165 pacientes, con etapas avanzadas de cáncer (III-IV), se observó un retroceso tumoral, o una mejoría significativa de los síntomas, en 11 de los 15 pacientes con cáncer de mama; 12 de 18 pacientes con cáncer de pulmón, y en 7 de 15 pacientes con cáncer de hígado.

Puesto que es rico en polisacáridos, el consumo regular proporciona un largo camino para mejorar el sistema inmunológico.

Recientes estudios In Vitro, han mostrado que los 1,3 Beta D-glucanos, de la fracción hidrosoluble de los cuerpos fructíferos, estimulan la producción de citoquina por parte de los macrófagos, induciendo una respuesta inmune.

RESVERATROL

El resveratrol que se saca de la uva roja, posee propiedades estrogénicas y anti-estrogénicas. Actúa, pues, como regulador.

El complejo receptor de estrógeno interactúa con secuencias únicas en el ADN (elementos de respuesta de estrógenos) para modular la expresión de los genes sensibles a los estrógenos. Un compuesto que se une a los receptores de estrógeno y provoca respuestas similares a los estrógenos endógenos se considera un agonista de estrógenos, mientras que un compuesto que se une a receptores de estrógeno, pero impide o inhibe la respuesta inducida por estrógenos endógenos, se considera un antagonista de los estrógenos. La estructura química del resveratrol es muy similar a la del agonista estrógeno sintético, dietilestilbestrol, lo que sugiere que el resveratrol también puede funcionar como un agonista de estrógenos. Sin embargo, los experimentos en el cultivo celular se ha comprobado que el resveratrol actúa como un agonista de estrógeno bajo ciertas condiciones y un antagonista de los estrógenos bajo otras. En los receptores de estrógenos positivos como las células del cáncer de mama, el resveratrol actuó como un agonista de estrógenos en la ausencia del estrógeno endógeno, 17 beta-estradiol, pero actúa como un antagonista de los estrógenos en la presencia de 17 beta-estradiol. En la actualidad, parece que el resveratrol tiene el potencial para actuar como un agonista o antagonista de los estrógenos, dependiendo de factores tales como tipo de células, y la presencia de estrógenos endógenos.

Las células cancerosas invaden el tejido normal, con la ayuda de unas enzimas llamadas metaloproteinasas de la matriz. El resveratrol inhibe la actividad de al menos un tipo de metaloproteasa de matriz extracelular que sirve para alimentar su rápido crecimiento, al mismo tiempo que los tumores invasivos también deben desarrollar nuevos vasos sanguíneos por un proceso conocido como angiogénesis. El resveratrol ha demostrado inhibir la angiogénesis *in vitro*.

SULFORAFANO

El sulforafano es un isotiocianato presente de forma natural en vegetales como el brécol, coles de Bruselas, coliflor y repollo.

Pudiera ser una sustancia natural eficaz contra el cáncer, al menos así se ha visto en cultivos celulares y animales. Las primeras investigaciones se centraron en su "actividad de bloqueo" a través de la inducción de enzimas de fase 2, así como en la inhibición de las enzimas implicadas en la activación de carcinógenos, aunque ha habido un creciente interés en otros mecanismos de acción. El sulforafano protege contra el desarrollo del tumor durante la fase de "post-iniciación", incluida la detención del ciclo celular y la inducción de la apoptosis.

Respecto al cáncer de mama, dificulta el crecimiento de las células humanas cancerosas en el laboratorio posiblemente por interrumpir la acción de los microtúbulos de proteínas dentro de las células, que son vitales para el éxito de la división celular. Un estudio en ratas mostró que bloquea la formación de los tumores de mama, y los científicos han encontrado que puede empujar a las células de cáncer de colon a cometer la apoptosis.

COENZIMA Q10

La coenzima Q10 puede ser útil en pacientes con cáncer de mama que se someten a la terapia con tamoxifeno, al amortiguar los efectos secundarios, lo mismo que los suplementos de **riboflavina** y **niacina,** vitaminas del grupo B.

También conocida como ubiquinona, se trata de uno de los elementos más importantes en la producción de energía, estando presente en cantidades significativas en el corazón y el hígado, esencialmente en las mitocondrias, lugar en donde se produce ATP, la molécula encargada de ceder la energía necesaria en todos los procesos celulares. Además, se ha comprobado su gran capacidad antioxidante, capaz de lograr un proceso reversible en los procesos oxidativos anormales, lo que representa un gran potencial terapéutico en las terapias antienvejecimiento, enfermedades malignas y como potenciador del rendimiento deportivo. Sin embargo, la absorción de CoQ10 oral a través del intestino es muy baja, y por ello se ha sugerido que para que tenga valor terapéutico se necesitan altas dosis (1200 mg/por día).

CORDYCEPS SINENSIS

El cordyceps sinensis es un complejo de hongos parásitos, que se ha utilizado con fines medicinales desde hace siglos sobre todo en China, Japón y otros países asiáticos. Crece en la larva de la oruga. En un estudio, se encontró que podía reducir las metástasis pulmonares después de la extirpación quirúrgica del tumor primario. Aunque no parece disminuir el crecimiento del tumor primario, puede reducir la metástasis de pulmón. Esta reducción puede ser debida a los efectos de los macrófagos derivados de factores en el ciclo celular tumoral.

Conocido como "Dong Chong Xia Cao" en China y "Tochukaso" en Japón, su mejor aplicación es restablecer el equilibrio en el cuerpo humano a través de canalizar adecuadamente la energía. Asimismo, se pretende restaurar el correcto funcionamiento de órganos humanos y prevenir la aparición de la enfermedad. La evidencia disponible sugiere que la eficacia de CS como agente terapéutico anti-neoplásico se relaciona con su papel como activador de la respuesta inmune innata.

Cordyceps tiene una amplia gama de acciones farmacológicas y biológicas en el hígado, los riñones, el corazón y el sistema inmunológico. Uno de los efectos farmacológicos conocidos es su actividad antioxidante.

En la actualidad se están utilizando y estudiando como una medicina herbaria para diversas afecciones, incluyendo nefritis crónica, disfunción sexual, arritmias, espasmos gástricos, tinnitus, atonía gástrica, tos rebelde, sudoración excesiva, salud renal y de hígado, y enfermedades autoinmunes.

Las acciones farmacológicas del extracto de Cordyceps se deben principalmente a sus polisacáridos bioactivos, nucleósidos modificados y ciclosporina como metabolitos producidos por el hongo. Su principio activo es la cordicepina y no se puede encontrar en ninguna planta medicinal. Este componente mantiene las propiedades antitumorales y anti-patógenas, lo que significa que tiene el potencial para luchar contra los bloques de construcción que pueden causar las enfermedades cancerosas. Este componente actúa sobre la desoxiadenosina (ADN 2), que puede invertir el comienzo de una enfermedad.

El extracto de Cordyceps, ocasiona un aumento significativo de la capacidad de aprendizaje y la memoria, mejora la actividad del SOD de las células rojas de la sangre, el cerebro y el hígado, la actividad de la CAT y GSH-Px de la sangre, y una notable disminución de la actividad de MAO del cerebro y el contenido de MDA de cerebro y el hígado. El extracto de Cordyceps tiene buenos efectos anti-envejecimiento en ratones de edad avanzada, probablemente debido a los efectos de mejorar la antioxidación y la eliminación de los radicales libres.

Otros TRATAMIENTOS NATURALES

Ha comenzado a ser utilizado el extracto de **vainilla** (vainillina).

El **yoga** es útil para ayudar a lograr la relajación y disminuir el estrés, mejorar el desempeño de las actividades diarias, y aumentar la calidad de vida en pacientes con cáncer.

Cartílago de tiburón

Bloquea la creación de nuevos vasos sanguíneos que son necesarios para el cáncer que está creciendo y por lo tanto no logra sobrevivir. (750 mg / día),

Sistema inmunológico

Se emplean plantas medicinales como la **Uña de gato** y la **Equinácea**, así como el extracto de **Propóleo** y dosis altas de **vitamina C**.

Tratamientos cognitivos

Incluyen orientación, bio-retroalimentación, hipnosis, visualización, imaginación, yoga, masajes, meditación, técnicas de relajación.

ALIMENTOS Y DIETA

A evitar:

Las grasas saturadas de las carnes, los alimentos refinados procesados, harina blanca, azúcar refinado, sal refinada, alcohol, cafeína, productos de venta libre de carne, aves de corral, y productos lácteos en general, alimentos carbonizados o a la parrilla, drogas, nicotina, saborizantes artificiales, colorantes y conservantes no naturales.

A consumir:

Ajos. Es bien sabido que el ajo tiene propiedades antibióticas que pueden utilizarse para deshacerse de los agentes infecciosos como bacterias, levaduras, hongos, etc. Según el Centro nacional para la Medicina Complementaria y Alternativa

(NCCAM), la presencia de compuestos de azufre es un buen agente contra el cáncer, ya que ocasiona que las células malignas se sometan a la muerte celular natural. También juega un papel en la activación de las células del sistema inmune contra las células cancerosas. Siempre es mejor comer el ajo en forma cruda o en polvo en lugar de consumirlo cocinado.

Brécol. El brócoli contiene el gen linamarasa que ocasiona que las células cancerosas presentes en el interior puedan descomponerse en cianuro y morir.

Uvas: Las uvas contienen un compuesto llamado proantocianidinas que reduce la producción de estrógenos del cuerpo. Esto conduce a un tratamiento eficaz del cáncer de mama como se desprende de los ensayos clínicos realizados en varias pacientes afectadas. El estudio mostró que el extracto de uva afecta a los tumores de mama que son sensibles a las hormonas. Un elemento llamado doxorrubicina se encontró que podía mejorar la actividad anti-tumoral del zumo de uvas.

Hierba del trigo: Se sabe que es ventajosa para los pacientes de cáncer. Tomada en forma de zumo o en bruto, se muestra una regresión del crecimiento del cáncer. Tiene la capacidad para mejorar el sistema inmunológico, y conseguir deshacerse de las toxinas y productos de desecho.

Té verde: Tiene propiedades anti-inflamatorias y es muy eficaz contra el cáncer de mama.

Lignanos: Los lignanos están presentes en las semillas de girasol, anacardos, las fresas, semillas de lino y maní. Estos compuestos previenen los tumores dependientes de estrógenos al disminuir su tasa de progresión.

Soja: Es una de las dietas conocidas que se consideran obligadas para los pacientes de cáncer de mama. Contiene fitoestrógenos y otros elementos que bloquean las células cancerosas que emplean los estrógenos. También contiene isoflavonas necesarias para la prevención del cáncer en etapas tempranas. Puede tomarse como brotes o como vegetal cocido.

Vitamina D: La ingesta de vitamina D se ha asociado con un menor riesgo de cáncer de mama. Se puede encontrar en los huevos, el aceite de hígado de bacalao, pero no es adecuada en el queso y la leche de vaca.

Calcio: El calcio orgánico presente en alimentos como el salmón, zumo de naranja, las almendras verdes y las verduras, puede reducir el riesgo de cáncer. No sirve el calcio inorgánico que se vende en las farmacias.

Dieta saludable. Baja en calorías y grasas y alta en fibra, dieta principalmente vegetariana, granos enteros, frutas y verduras, tarta de cerezas, espinacas, repollo, verduras de color amarillo y naranja (zanahoria, calabaza, ñame, plátanos, maíz), pimientos rojos y verdes, nabos, tomates, brécol, coliflor, coles de Bruselas, aguacate, pescado de agua salada, arroz, maíz, alfalfa, soja, algas, cebollas, fresas, nueces crudas, rábanos, yogur, maitake y setas reishi.

Alimentos especialmente perjudiciales. Perritos, carne de vaca, cordero y cerdo, ya que contienen gran cantidad de grasas saturadas, así como carnes rojas y de caza.

Vitaminas y suplementos

Un multivitamínico y suplemento mineral, especialmente vitaminas del complejo B (100 mg), Vitamina E (400 IU y aumentar lentamente hasta 1.000 UI al día), vitamina D3 (1.000 UI al día durante los meses de invierno) y vitamina C (1.000-5.000 mg / día)

Ácidos grasos esenciales (semilla de lino, borraja u onagra).

Los **beta-carotenos** ((10.000 UI/día), el calostro, el SOD, y el Pycnogenol,
estimula el sistema inmunológico y aceleran la cicatrización.

Germanio (200 mg/día); Maitake (4.000-8.000 mg/día), Acidolphilus (no lácteos), y la Jalea Real, ayudan a disminuir el crecimiento del cáncer.

Minerales como el magnesio (1000 mg/día), potasio (99 mg/día), y el cinc (50 mg/día) favorecen la división celular normal.

Las **Enzimas digestivas**, ayudan a reducir la inflamación.

El **selenio** (200-400 mcg/día) se ha encontrado que ayuda a prevenir la formación de ciertos tipos de tumores de mama, del colon y esófago.

No tome suplementos de **hierro**.

Zumos

Un jugo diario de brócoli fresco orgánico, coliflor, zanahorias, col rizada, verduras de hojas oscuras y una manzana, así como de remolacha, uva, cereza negra y zanahoria.

Hexafosfato de inositol

(IP-6, ácido fítico o fitato), es un carbohidrato natural polifosforilado que se encuentra en los granos de cereales,

119

guisantes, arroz, maíz, semillas de sésamo, salvado de trigo y otros alimentos altos en fibra. Ayuda en el metabolismo de la insulina y el calcio, el crecimiento del cabello, el metabolismo de las células de la médula ósea, el desarrollo de la membrana del ojo, y ayuda a la transferencia de grasa en el hígado a otras partes del cuerpo. El IP-6 en la dieta puede incluso ayudar a reducir el riesgo de cálculos renales. Muchos investigadores creen que algunos de los beneficios para la salud pueden ser debidos a los antioxidantes, a la mejora del sistema inmunológico y cardiovascular. En experimentos *in vitro* en animales se ha demostrado que el IP-6 tiene importantes efectos reguladores de protección y el crecimiento en las células de varios tejidos, incluyendo los de colon, mama y próstata.

El IP-6 posee *in vivo* e *in vitro*, una actividad anticancerígena contra diversos tumores, tales como el cáncer de colon, cáncer de próstata, cáncer de mama, cáncer de hígado, leucemia mieloide crónica, cáncer de páncreas, y rabdomiosarcomas. Los ensayos en humanos son escasos y por lo tanto, actualmente no sabemos a ciencia cierta si tomar suplementos de IP-6 es útil para la prevención o tratamiento del cáncer, los primeros datos son prometedores.

El IP6 parece inhibir el crecimiento de las células del cáncer de mama, y también actúa sinérgicamente con la adriamicina o tamoxifeno, siendo particularmente eficaz contra las enfermedades sensibles a los estrógenos y contra las células resistentes a la adriamicina.

Los pacientes que reciben quimioterapia, junto con IP6 + inositol no padecen citopenia, una caída en los recuentos de leucocitos y plaquetas. Las pacientes que tomaron IP6 + inositol tenía una calidad de vida significativamente mejor y un buen estado funcional y fueron capaces de llevar a cabo sus actividades diarias.

La hipótesis es que el IP6 inhibe el crecimiento celular y aumenta la tasa de apoptosis del cáncer de páncreas in vitro. El tratamiento del cáncer de páncreas con IP6 redujo significativamente el crecimiento celular anómalo.

In vitro muestra eficacia contra el cáncer de próstata. En un estudio piloto se ha observado efectos preventivos en la tumorigénesis de próstata.

El IP6 inhibe el crecimiento de rabdomiosarcoma, un tumor de origen mesenquimal, que es el sarcoma de tejidos blandos más común en los niños. La supresión del IP6 permite que las células recuperen su crecimiento logarítmico. La experiencia ha demostrado que reduce 49 veces el tamaño de los tumores.

Otros efectos

El IP6 inhibe la replicación del VIH-1 en una línea de células T, así como la de una cepa recién aislada en células mononucleares de sangre periférica. Aunque los mecanismos del IP6 siguen siendo poco claros, se puede especular que actúa sobre el VIH-1 en fase replicativa temprana.

El IP-6 se sabe que funciona como un factor lipotrópico, y reduce los lípidos excesivos en el hígado, por tanto protege contra el hígado graso resultante de la lipogénesis hepática elevada.

El IP6 aumenta el efecto anticanceroso de la quimioterapia convencional, controla la metástasis, y mejora la calidad de vida. También inhibe la agregación plaquetaria humana *in vitro*.

GLUTATIÓN

La vida en sí misma depende del glutatión. Sin él, las células se desintegrarían por la oxidación incontrolada, y el cuerpo tendría poca resistencia a las bacterias, los virus y el cáncer, y el hígado se consumiría por la eventual acumulación de toxinas. Los niveles de glutatión disminuyen a medida que envejecemos y muchas enfermedades que normalmente se asocian con el envejecimiento se han relacionado con la deficiencia de glutatión. Debido a que todos los demás antioxidantes dependen de la presencia de glutatión para funcionar correctamente, los científicos lo llaman "el antioxidante maestro".

El aumento de los niveles de glutatión protege las células contra el daño por radiación.

CAPÍTULO 10

CASOS VERÍDICOS

Caso uno

Desde el diagnóstico, ¿qué ha cambiado en su vida?

Vamos a ver, perdí mi trabajo, pasé todos mis miedos a mi familia y, sin embargo, todavía estoy aquí. He estado fuera de servicio durante la recuperación, y no he podido trabajar hasta hace poco. Este viaje no ha sido muy divertido, sin embargo, me siento realmente bendecida de estar viva. Mi hermana me salvó la vida ya que ella es mi donante de células madre ¿Qué parte de una bendición de Dios es eso?

¿Qué está bien para usted en este momento?

He encontrado una empresa que está dispuesta a contratarme sin reservas. Me encontré al principio con un "muro invisible", así que vamos en una dirección diferente al resto de los trabajadores.

¿Qué es lo que no va bien en este momento?

Me preocupa esta hinchazón de los pies y tobillos. Tal vez estoy muy temerosa de una nueva recaída.

¿Qué ha sido lo más difícil de tener cáncer?

Por supuesto que fue mantener una actitud positiva y creer que iba a vencer a esta cosa.

Cuando las dificultades que abruman, ¿dónde pide ayuda?

A la familia, y los otros pacientes.

¿Cómo han sido sus metas a largo plazo o qué metas de la vida tuvo que cambiar desde el diagnóstico?

Vivir cada día al máximo. No sé si será un error, pero me voy a comprar un Mustang 5.7 litros. Siempre he querido uno.

¿Cuál es su sistema de trabajo en este momento?

Voy a empezar un nuevo trabajo ahora.

Desde el diagnóstico, ¿qué ha cambiado en su vida laboral?

Mi jefe me despidió durante el tratamiento para mi enfermedad.

¿Qué le ha ayudado a seguir trabajando?

No pude trabajar durante mi tratamiento debido a la naturaleza de la quimioterapia y la destrucción de los glóbulos blancos que pasé. Yo estaba realmente en un riesgo de infección. Mis médicos me clasifican como discapacitado debido al diagnóstico de leucemia.

¿Qué consejo le darías a otra persona que esté tratando de trabajar durante el tratamiento?

Yo no podía hacerlo sin ponerme en riesgo grave de infección y muerte potencial.

¿Cómo ha llevado los posibles efectos secundarios del tratamiento?

Acabo de tratar náuseas, vómitos, falta de apetito, etc., lo mejor que pude. Me agarré el hecho de que a medida que fui mejor, mi apetito se incrementaría hasta conseguir tomar una comida completa (a pesar de que mis papilas gustativas aún no están de nuevo a plena capacidad).

¿Podría dar un consejo para el día en que se recibe el diagnóstico?

Mantener la cabeza hacia arriba y creer en Dios, aun cuando nadie más piense de esa manera. Hay que tratar a cada paciente de forma individual, ningún plan funciona igual que los de otra persona. A diferencia de un hueso roto que, si se establece correctamente, se cura, los ataques de cáncer y la reacción al tratamiento es diferente para cada uno de nosotros. El cáncer tiene sus propios principios de ADN al igual que cada uno de nosotros, por lo que es por eso que hay que tener fe y confianza en Dios para ayudar a los médicos a tomar la decisión correcta.

Caso dos

¿Cómo se siente hoy?

¡Bendecida por Dios mismo!

Desde el diagnóstico, ¿qué ha cambiado en su vida?

Estoy muy agradecida por todos los días que me despierto. Cuando mis ojos se abren creo de inmediato que lo que yo voy a hacer ese día es increíble.

¿Qué está bien en su vida en este momento?

Empecé a escribir mi historia porque es muy sorprendente. Terminé de escribir un libro sobre ello. La he enviado a las empresas editoriales más importantes en los EE.UU. y he recibido tres ofertas. Quería compartir con el mundo porque es muy inspirador y lo necesitaba. Dejé que unos pocos (20 o algo así) amigos lo leyeran antes de enviarlo. Me dijeron que fue uno de los mejores libros que hayan leído jamás. Me dio el valor para enviarlo.

¿Qué es lo que no va bien en este momento?

Mis mayores retos hasta el momento es tratar con la gente que no entiende. Es difícil ser la mejor persona todo el tiempo. Me gustaría que más gente tuviera el talento de ponerse en los zapatos de otras personas. Estoy recibiendo pequeñas dosis de acoso en el trabajo. Por alguna extraña razón siento lástima por ellos. Es bastante triste.

¿Cuál ha sido la cosa más difícil de tener cáncer?

El dolor, por supuesto. Espalda y el pecho. Mi tumor fue de 11,0 por 10,5 cm. Fue en mi pulmón derecho y había crecido a través de los pulmones. Se me dio la oportunidad de un 15-20% de supervivencia. A partir de hoy estoy bien. Todavía tengo mucho dolor, pero estoy bien.

Cuando las dificultades abruman, ¿dónde ir para la ayuda?

Siento que mi cáncer me hace sufrir, pero no dejo que sea una muleta en mi vida. Hay días en los que me siento frustrado por los efectos secundarios y otros en que busco a Dios y a veces grito un poco. ¿Por qué yo?

¿Cómo son sus metas a largo plazo o las metas de la vida que tuvo que cambiar?

Vivo cada día como si fuera mi último momento. Hice una lista enorme de deseos y los estoy tachando uno a uno. He estado escribiendo mucho. La escritura ayuda a quitar de mi mente el cáncer. Si yo pudiera recomendar algo para ayudar a otro paciente de cáncer es que encuentre algo que le guste hacer. Si es caro que lo haga igual. Hay un montón de gente estupenda que está dispuesta a ayudar. Yo los llamo los ángeles de Dios.

¿Cuál es su sistema de trabajo en este momento?

Trabajo por la tarde como administrativa. Y descanso cuando lo necesito. No siempre puedo hacer mi trabajo. Sólo lo hago lo mejor que puedo.

Desde el diagnóstico, ¿qué ha cambiado en su vida laboral?

He encontrado personas que son superficiales. Desde mi regreso mi jefe y compañeros de trabajo están distantes. Suelo orar por ellos de vez en cuando.

¿Qué le ha ayudado a seguir trabajando más?

¡Amo la vida! Una vez más, me siento bendecido de estar aquí. Tengo un deseo: no quiero sentirme derrotado.

¿Qué consejo les daría a otros que están tratando de trabajar durante el tratamiento?

Seamos honestos: la quimioterapia destroza. Hay que concentrarse en las cosas que traían alegría antes del cáncer. Cerrar los ojos y volver a esos momentos en que la vida era grande. No todas las cosas están mal. Hay que comenzar a vivir la vida en este momento.

¿Cuáles fueron los efectos secundarios del tratamiento?

Tengo tinnitus (zumbido en el oído), problemas de neuropatía en los pies y las manos. Me duelen los pies al caminar. Pérdida de audición en el oído derecho. Constantemente estoy deshidratado. Me mareo de vez en cuando. A partir de la cirugía me siento inestable. Aparte de que la vida es impresionante.

¿Qué consejos puede dar?

Yo diría que se concentren en la curación. Dormir todo lo que se pueda. El cuerpo se cura mejor cuando dormimos. Escuchar al corazón, que está cantando para ti. ¿Me estás escuchando? Una última cosa: "Nunca fumes, no seas tonto. Con frecuencia hay que plantearse ¿por qué te casaste con esa malvada persona?

Caso tres

¿Cómo te sientes hoy?

Me siento muy bien.

Desde el diagnóstico, ¿qué ha cambiado en tu vida?

Soy mucho menos impaciente. Tengo mucha más compasión. Muy rara vez me enojo. He aprendido a dejarlo ir y concentrarme en lo que es más importante en mi vida -familia y amigos.

¿Qué está bien en este momento?

Estoy aprendiendo a mí mismo ritmo y permitir que la vida se desarrolle. Me siento muy fuerte y saludable y estoy muy consciente de lo afortunada que soy al sentirme tan bien después de un año y medio de sentirme tan mal.

¿Cuál ha sido la cosa más difícil de tener cáncer?

La primera vez que escuché las palabras "cáncer de mama" después de mi mamografía fue la parte más difícil para mí. Después de eso, al oír que tenía que hacerme una mastectomía me desestabilicé. El proceso de reconstrucción fue difícil para mí. La quimioterapia fue difícil, pero mis enfermeras de oncología eran como ángeles para mí. Mi cirujano de mama, así como mi oncólogo, me han facilitado la toma de decisiones.

Cuando las dificultades abruman, ¿dónde ir para la ayuda?

Mi miedo a la recurrencia es bajo ahora mismo, pero de vez en cuando se asoma su fea cabeza y me voy a mis amigos más cercanos a hablarlo. Tengo una gran red de apoyo y me apoyo en todos ellos, como lo hice durante el proceso de la quimioterapia y cirugía.

¿Cómo han sido sus metas a largo plazo o qué metas cambió desde el diagnóstico?

Estoy mucho más relajada en la vida y la verdad no me preocupo por las cosas pequeñas. Estoy buscando una manera de contribuir a la comunidad del cáncer de mama. Me siento muy afortunada por hacer el tratamiento y me gustaría ofrecer mi apoyo a cualquier otra persona que esté pasando por el cáncer de mama. Es un paseo salvaje, pero si somos un participante activo en nuestro propio cuidado, y estamos abiertos y receptivos a permitir que otras personas nos ayuden, podemos llegar a ver que el cáncer incluso ha tenido un impacto positivo en la vida.

¿Cuál es su sistema de trabajo en este momento?

Soy consultora de marketing y trabajo desde mi casa.

Desde el diagnóstico, ¿qué ha cambiado en su vida laboral?

De hecho, he estado considerando un cambio de carrera para centrarme en el trabajo que se relaciona con el cáncer de mama.

¿Qué le ha ayudado a seguir trabajando más?

Tuve la oportunidad de seguir trabajando todo el tiempo de mi enfermedad, debido a algunos clientes realmente fabulosos y el hecho de trabajar desde casa. Soy muy afortunada.

¿Qué consejo les daría a otras personas que están tratando de trabajar durante el tratamiento?

Yo recomendaría que le digan a su jefe lo que está pasando y pedirles su apoyo durante el proceso del tratamiento. He encontrado que la mayoría de la gente está a la altura de las circunstancias y quieren ayudar y apoyar a través del proceso. Yo estaba realmente sorprendida por todas las respuestas de mis clientes a mi diagnóstico. Todos y cada uno fue un gran apoyo y sólo querían lo mejor para mí.

¿Cómo ha llevado los efectos secundarios del tratamiento?

Después de cada quimioterapia, por lo general me sentía peor en los 2 y 3 días siguientes al tratamiento. Así que programé mi trabajo a partir del miércoles. Me encontraba cansada hacia el final de los 5 meses de quimioterapia y dejé de hacer las tareas de la casa porque tenía que conservar mi energía y hacer frente a los tratamientos.

Si tuviera que dar un consejo ¿qué diría?

Que todo va a salir bien y que la quimioterapia no es tan temible como se cree.

Caso cuatro

¿Cómo se siente hoy?

Bueno, un poco deprimida.

Desde el diagnóstico, ¿qué ha cambiado en su vida?

Yo tenía depresión antes de mi diagnóstico, y se puso peor al saber lo del cáncer. No tengo estrógenos en el cuerpo, así que estoy muy deprimida. Además, desde el cáncer, me han tratado muy mal en el trabajo.

¿Qué está bien para usted en este momento?

Creo que nada.

¿Cuál ha sido la cosa más difícil de tener cáncer?

La estimulación a mí mismo a través del día, tratar con la gente que no se preocupa por mis limitaciones físicas debido a la quimioterapia. El dolor.

Cuando las dificultades que abruman, ¿dónde ir para obtener ayuda?

Sólo tienes que ir a dormir.

¿Cómo son sus metas a largo plazo?

No tengo objetivos a largo plazo. Yo vivo en una base diaria.

¿Cuál es su sistema de trabajo en este momento?

Trabajo a tiempo completo.

Desde el diagnóstico, ¿qué ha cambiado en su vida laboral?

La gente no se preocupa por mis limitaciones. Espera que sea una persona normal, así que me puse una fachada.

¿Qué le ha ayudado a seguir trabajando más?

Mi marido está desempleado y me ha empujado a trabajar.

¿Qué consejo les darías a otras?

Ir por la vida sobre una base diaria. Lo mejor es concentrarse en el "hoy". Cuida de ti mismo, nadie más lo hará.

Caso cinco

¿Cómo se siente hoy?

Sentirme bien, pero ansiosa.

Desde el diagnóstico, ¿qué ha cambiado en su vida?

Mi nivel de ansiedad, nunca había tenido este problema. Necesito hacer bien mi trabajo. Me volví indiferente a un montón de cosas. Es una especie de sensación plana. Yo soy creyente ya, así que no tenía que volver a encontrar a Dios. No estaba enojada. Tengo una sensación muy...plana. No sé otra manera de describirla.

¿Qué está bien en este momento?

Bueno, simplemente hago lo que puedo. He pasado un año desde la quimioterapia y todas mis pruebas son normales.

¿Qué no va bien en este momento?

Un sentimiento de inquietud.

¿Cuál ha sido la cosa más difícil de tener cáncer?

Escuchar algunos comentarios. Algunos han sido irreflexivos. Algunos han sido indiferentes. Y luego algunos han sido tan cuidadosos y de apoyo que me ha limpiado la mente de los comentarios irreflexivos e indiferentes.

Tratar de trabajar todos los días para ganar dinero.

Los buenos amigos que me impiden experimentar nuevas aventuras porque tienen miedo por mí.

Cuando las dificultades abruman, ¿dónde ir para obtener ayuda?

Oración. Hablar con la familia. Tengo una amiga en la cual me apoyo. No tiene miedo de nada. Es alentador.

¿Cuáles son ahora sus metas?

Quiero seguir adelante con la vida y vivir cada día al máximo, pero me frenan las finanzas.

¿Cuál es su sistema de trabajo en este momento?

Trabajo a tiempo completo, y algunas horas extras. Durante el día.

Desde el diagnóstico, ¿qué ha cambiado en su vida laboral?

Me cambié de mi empresa a otra más cerca de mi casa, pero son muy exigentes y con problemas. Son muy desorganizados, pero las cosas están un poco más claras. Aunque me apoyan, siento una falta de confianza en mis habilidades, probablemente más que cualquier otra persona.

¿Qué le ha ayudado a seguir trabajando más?

Saber que tenía un lugar para vivir.

¿Qué consejo les darías a otras que están tratando de trabajar durante el tratamiento?

Puede ser incómodo, pero no es imposible. Hay que mantener cerca del corazón las cosas que traen alegría. Hay que encontrar alegría en cada momento que se pueda.